# Intervallfasten auf Knopfdruck!

*Der Fasten-Ratgeber zum Abnehmen mit dem Thermomix. Schnell und gesund schlank werden durch Intermittierendes Fasten wie der 16:8 Diät*

**Anja Finke**

# Inhaltsverzeichnis

# 1. Einleitung

Gehörst du zu den Menschen, die mit ihrem Körpergewicht nicht vollkommen zufrieden sind? Dann hast du bestimmt schon einiges ausprobiert, um die überflüssigen Pfunde wieder loszuwerden. Während einige sich dazu entschließen, sich ausgewogener zu ernähren und mehr Sport zu treiben, probieren andere Menschen eine Diät nach der anderen aus. Zumeist stellt sich dann der Jo-Jo-Effekt ein und die verschwundenen Kilos sind schnell wieder zurück. Was das Angebot an Diäten angeht, so hast sicher auch du den Überblick bereits verloren. Es gibt zahlreiche Methoden und Präparate und jeder Hersteller verspricht dir, dass seine Diät die einzig wahre ist. Da fällt es schwer, sich zu entscheiden.

In diesem Buch soll auf eine relativ moderne Form einer Diät eingegangen werden, auf das Intervallfasten nämlich. Du erfährst, was es damit auf sich hat und warum es sich besonders gut zum Abnehmen eignet. Mit dem Intervallfasten kann es auch dir möglich sein, dauerhaft Gewicht zu reduzieren und anschließend zu halten. Das Intervallfasten ist jedoch sehr vielfältig. So gibt es unterschiedliche Formen, auf welche im Laufe dieses Ratgebers näher eingegangen wird. Ziel ist es, dass du das Intervallfasten nicht nur kennenlernst, sondern dass du auch herausfinden kannst, ob diese Diätform überhaupt für dich geeignet ist. Daher werden die Vorteile und Nachteile aufgezeigt, die diese Fasten-Diät mit sich bringt, und du erhältst Beispiele dafür, wie sie in den Alltag integriert werden kann.

Dies gestaltet sich manchmal nicht so einfach. Schon wenn du nur für dich allein verantwortlich bist, können Arbeitszeiten und sonstige Termine die Planung von Mahlzeiten erschweren. Mit einer Familie scheint dir das Ganze vielleicht überhaupt unmöglich. Aber keine Sorge, zum Glück gibt es beim Intervallfasten verschiedene Methoden, die ausreichend Flexibilität bieten, um für jeden das Passende zu finden. In diesem Buch findest du auch ein paar

Tipps, wie du das Intervallfasten für dich in einen Arbeits- oder Familienalltag integrieren kannst.

So erfährst du in einer Schritt-für-Schritt-Anleitung, wie auch du das Intervallfasten erfolgreich zum Abnehmen nutzen kannst. Da aber bei den meisten Fastenmethoden auch etwas gegessen werden muss, sollen hier auch ein paar gesunde Rezepte für Suppen, Salate und Hauptmahlzeiten mit auf den Weg gegeben werden. Der Vorteil an diesen Rezepten ist, dass du sie alle ganz einfach im Thermomix zubereiten kannst. In einem Bonusheft zu diesem Buch erhältst du Rezepte für leckere Desserts, Smoothies und gesunde Snacks.

# 2. Intervallfasten: Begriffsklärung und geschichtlicher Hintergrund

## Begriffsklärung

Bevor es um die Praxis beim Intervallfasten geht, solltest du jedoch zuerst einmal wissen, was das Intervallfasten überhaupt ist. Intervallfasten wird auch als intermittierendes Fasten bezeichnet. Grundsätzlich geht es darum, über einen längeren Zeitraum keine Nahrung zu sich zu nehmen. Im Trend liegt das Intervallfasten, weil es zahlreiche positive Effekte auf die körperliche Gesundheit eines Menschen haben kann. So eignet es sich nicht nur gut zum Abnehmen. Auch der körperliche Alterungsprozess lässt sich damit verlangsamen. Selbst auf die Leistungsfähigkeit des Gehirns kann sich das Intervallfasten einigen Studien zufolge positiv auswirken.

Allerdings birgt der Verzicht auf Nahrung auch immer gewisse Gefahren und Risiken. Daher sollte diese Fasten-Variante richtig angewendet werden, um am Ende nicht negative Effekte zu erzielen. Wie die einzelnen Intervalle aufgebaut sind, hängt auch vom Ziel ab, das man damit erreichen möchte. Zumeist wird der Tag in verschiedene Phasen oder Intervalle eingeteilt. Dabei wird die meiste Zeit des Tages auf die Aufnahme von fester Nahrung verzichtet, während über einen kurzen Zeitraum wieder gegessen werden darf.

Da wir in einer Gesellschaft leben, wo es Nahrungsmittel scheinbar im Überfluss gibt, mag die Variante des Intervallfastens einem als unpassend vorkommen. Es handelt sich beim Intervallfasten jedoch nicht um einen esoterischen Ansatz. Vielmehr konnten die physiologischen Auswirkungen bereits medizinisch nachgewiesen werden, weshalb das Intervallfasten als Diätform mittlerweile auch anerkannt ist.

## Geschichte und Ursprung des Intervallfastens

Auch wenn du das intermittierende Fasten als relativ modern und als einen neuen Trend empfindest, kann es auf eine lange Geschichte zurückblicken. Um die positiven Effekte auf den Körper zu untersuchen, wurden die ersten Studien bereits im Jahre 1934 an Tieren durchgeführt. Seinerzeit waren es Mäuse, an denen die Effekte des Intervallfastens untersucht wurden. Während die Mäuse an zwei Tagen in der Woche fasteten, durften sie die übrigen Tage Nahrung zu sich nehmen. Schon damals konnten erste positive Effekte bei den untersuchten Tieren beobachtet werden. Man stellte fest, dass sich das regelmäßige Verzichten auf die Nahrungsaufnahme lebensverlängernd auf die Tiere auswirkte. Allerdings maß man diesen Forschungsergebnissen keine hohe Wichtigkeit zu.

Erst zum Ende des Zweiten Weltkrieges wurden auch andere Effekte beobachtet. So wurden im Jahre 1945 Ratten an der Universität von Chicago intermittierend ernährt. Auch bei diesen konnte festgestellt werden, dass die Versuchstiere älter wurden als die Tiere aus der Kontrollgruppe. Man stellte in Chicago außerdem fest, dass die Tumorrate bei den Versuchstieren merklich sank.

Inzwischen wurden zahlreiche weitere Studien an Tieren durchgeführt, die über unterschiedliche Zeiträume intermittierend ernährt wurden. Die Intervalle wurden dabei vollkommen unterschiedlich gewählt, sodass sämtliche Wechselwirkungen erforscht werden konnten. Aktuelle Studien gehen demnach nicht mehr nur davon aus, dass das Intervallfasten erfolgreich zur Gewichtsreduzierung beitragen kann. Außerdem konnte herausgefunden werden, dass das Risiko, an Krebs oder Demenz zu erkranken, deutlich sinkt, wenn das Intervallfasten richtig angewendet wird. Selbst die Symptome bei starkem Diabetes können mit dieser Ernährungsform eine Besserung erfahren. Heute ist das Intervallfasten in aller Munde und weitaus mehr als nur eine Diätform.

# 3. Warum ist Intervallfasten so beliebt?

Versucht man zu ergründen, warum das Intervallfasten aktuell so trendy ist, dann liegt die Antwort beinah auf der Hand. Diäten, die allerlei Effekte haben können, sind der Trend schlechthin. Überall, wo man hinhört oder wo man sich umsieht, wird über Schönheitsideale und mögliche Diäten gesprochen. Wer ernsthaft ein paar Pfunde verlieren möchte, der hat es schwer, eine Diätform für sich zu finden. Einige stören sich daran, Kalorien zählen zu müssen. Andere Menschen wollen auf liebgewonnene Speisen einfach nicht verzichten. Das Intervallfasten hingegen erlaubt zu essen, was man möchte. Auch muss man keine Kalorien zählen, sondern lediglich die Stunden, nach denen man wieder Nahrung zu sich nehmen darf.

Intervallfasten ist somit ein bequemer Weg, um viele Pfunde zu verlieren. Experten aus der Ernährungswissenschaft heben jedoch nicht nur den Aspekt der Bequemlichkeit hervor. Vielmehr sehen sie in der Abnehm-Methode des Intervallfastens eine Möglichkeit, die der Natur des Menschen entspricht. Auf dem Markt gibt es viele Diäten, die durchaus ungesunde Effekte nach sich ziehen können. Beim Intervallfasten ist das nicht so, sagen verschiedene Experten. Des Weiteren sehen Fachleute den Erfolg des Intervallfastens auch darin, dass der Verzicht nicht so groß ist und vor allem freiwillig erfolgt. Im Gegensatz zum Heilfasten, wo der Anwender über einen Zeitraum von mehreren Tagen ganz auf die Einnahme von Mahlzeiten verzichten muss, ist dieser Umstand beim Intervallfasten nicht gegeben. Hier sind es nur einige Stunden oder einzelne Tage, in denen nichts gegessen werden darf.

Zum Trend geworden ist diese Methode zum Abnehmen auch, weil es vielfältige Informationen darüber gibt. Menschen, die sich an diese Form des Fastens noch nicht herantrauen, können sich vorab umfassend informieren, bevor sie diese Diät für sich entdecken. Online gibt es zahlreiche Blogs, wo Intervallfastende ihre Erfahrungen teilen. In sozialen Netzwerken gibt es eigene Gruppen, in denen ein Erfahrungsaustausch stattfindet. Beliebt ist Intervallfasten zu guter Letzt, weil der Fastende sich an nur wenige Regeln halten muss, flexibel in der Anwendung ist und individuell vorgehen kann. Er muss lediglich die für ihn besten Zeiten bestimmen, in denen er isst oder lediglich kalorienfreie Getränke zu sich nimmt. Ansonsten sind der Flexibilität kaum Grenzen gesetzt. Ein ausgiebiges Frühstück kann beim Intervallfasten ebenso genossen werden, wie ein guter Brunch mit Freunden oder ein üppiges Festmahl, das bis tief in die Nacht hinein dauert.

Durch Intervallfasten fühlen sich viele Menschen deutlich motivierter abzunehmen. Sie nehmen ihre Ernährung bewusster wahr und merken kaum, dass sie eine Diät machen. Das gleiche Bewusstsein für die Nahrungsaufnahme hatten übrigens schon die Menschen, die in der Steinzeit lebten. Auch die Jäger und Sammler mussten sich genau überlegen, wann sie aßen. Raum und Möglichkeit für drei großzügige Mahlzeiten am Tag gab es seinerzeit nämlich nicht.

# 4. So funktioniert das Intervallfasten

D a sich das Intervallfasten an den natürlichen Prozessen des menschlichen Daseins orientiert, ist seine Funktionsweise auch denkbar einfach. An sich folgt der Fastende einem Zyklus, in welchem sich Essensphasen und die Zeiten des Nahrungsmittelverzichts abwechseln. Daher darf das Intervallfasten mehr als ein Lebensstil betrachtet werden und nicht als eine Diät im ursprünglichen Sinne. Die Zyklen können dabei unterschiedlichen Mustern folgen.

Inzwischen haben sich zahlreiche Methoden des Intervallfastens bewährt. Es gibt Anwender, die an einigen Stunden am Tag essen und an anderen nicht. Andere Anwender essen nur an bestimmten Tagen in der Woche. Bevor du dich für diese Diät-Methode entscheidest, solltest du dir die Frage beantworten, ob du es schaffst, die Fastenzeit auch lange genug durchzuhalten. So gibt es Methoden beim Intervallfasten, wo du über einen Zeitraum von bis zu 16 Stunden nichts essen darfst. Hast du einen Beruf, wo du körperlich gefragt bist, ist diese lange Fastenzeit vielleicht nicht die richtige für dich. Auch sollte der Einstieg immer langsam erfolgen. Erfolgreich gestaltet sich das Intervallfasten verschiedenen Erfahrungen zufolge, wenn zunächst an einigen Tagen gefastet wird. Im Laufe dieses Ratgebers erfährst du, welche Methoden des Intervallfastens es gibt. So kannst du dann die richtige für dich herausfinden.

Egal, für welche Form der Diät du dich entscheidest. Um eine Sache kommst du nicht drumrum. Du brauchst immer ein gewisses Maß an Disziplin, um dein Ziel zu erreichen. Das ist auch beim Intervallfasten nicht anders. Erfahrungsberichte, wie du sie zahlreich im Netz finden kannst, verraten dir aber, dass diese Disziplin nur in der Eingewöhnungsphase eine Überwindung des inneren Schweinehunds erfordert. Hast du dich erst mal an deinen neuen Essrhythmus gewöhnt, dann befolgst du deine Diätmethode diszipliniert, ohne dass du groß darüber nachdenken musst. Hast du erst einmal die für dich infrage kommende Methode des Intervallfastens gefunden, wird es dir immer leichter fallen, deinen persönlichen Rhythmus einzuhalten. Du quälst dich nicht und verzichtest nicht im klassischen Sinne, wie es bei nahezu allen anderen Diätformen der Fall ist. Vielmehr lernst du, dich bewusster zu ernähren, und kannst trotzdem essen, was dir schmeckt und guttut.

Erfolge beim Abnehmen stellen sich beim Intervallfasten auch deutlich schneller ein als bei anderen Diäten. Immer wenn du dann siehst, dass die Zahl auf der Waage wieder geringer geworden ist, fördert das deine Motivation. Die nötige Disziplin komme dann fast von selbst, so berichten es zumindest verschiedenste Anwender.

# 5. Die Vorteile des Intervallfastens

Nicht nur zahlreiche Studien belegen, dass sich das Intervallfasten in vielerlei Hinsicht als vorteilhaft für deine körperliche und geistige Gesundheit erweisen kann. So eignet sich das Intervallfasten zum einen zum Abnehmen, schon allein deshalb, weil es in der Lage ist, den Körper in den höchsten Fettverbrennungszustand zu versetzen. Dieser stellt sich etwa acht bis zwölf Stunden nach dem Essen ein. Auch wenn du den optimalen Zustand für die Fettverbrennung erreichst, was dir vor allem beim Abnehmen helfen kann, brauchst du nicht befürchten, dass wertvolle Muskelmasse dabei verloren geht. Bei anderen Diätformen kannst du diesen Zustand nicht erreichen.

Im Folgenden sollen dir die zehn wichtigsten Vorteile des Intervallfastens kurz erläutert werden.

## Intervallfasten wirkt sich verändernd auf Zellen, Gene und Hormone aus

In deinem Körper laufen verschiedene Prozesse ab. Auch und besonders in dem Zeitraum, in dem du keine Nahrung zu dir nimmst. Während dieser Phase beschäftigt sich der Körper mit der Reparatur von Zellen. Auch findet gleichzeitig eine Veränderung des Hormonspiegels statt. Diese wird zum Beispiel benötigt, um Körperfette besser verarbeiten zu können. Diese Ruhephase ist beim Intervallfasten die wichtigste. In dieser Phase nimmt sich dein Körper die Zeit, diese Prozesse zu erledigen. Dabei werden verschiedene positive Auswirkungen auf deinen Körper erreicht.

Zum einen hat die Fastenzeit positive Folgen für den Insulinspiegel in deinem Blut. Dieser sinkt merklich, wodurch die Fettverbrennung besser realisiert werden kann. Des Weiteren wirkt sich die Fastenphase positiv auf das menschliche Wachstumshormon HGH aus. Der Blutspiegel in diesem Hormon erhöht sich während der

Ruhephase um das Fünffache. Dadurch gewinnt der Körper wertvolle Zeit, die er für den Muskelaufbau und die Fettverbrennung nutzen kann. Zudem erhält der Körper die Möglichkeit, in aller Ruhe notwendige Zellreparaturen vorzunehmen. Dabei werden beispielsweise verschiedene Abfallstoffe abgesondert respektive weiterverarbeitet.

Zu guter Letzt findet während der Fastenphase eine Veränderung der Gene statt. Das ist vorteilhaft, weil sich diese Veränderungen positiv auf die Gesundheit im Allgemeinen auswirken. Es besteht ein besserer Schutz vor verschiedenen Erkrankungen. Einige Studien haben sogar nachgewiesen, dass dieser Prozess dazu beiträgt, dass sich die Lebensdauer verlängern kann.

# Intervallfasten wirkt sich positiv auf dein Bauchfett aus

Besonders positiv wirkt sich das Intervallfasten auf das Bauchfett des Menschen aus. Dies hängt damit zusammen, dass du beim Intervallfasten generell weniger isst. Zumeist wird das Frühstück ausgelassen und am Tag werden etwa 1 bis 3 Mahlzeiten gegessen. Dadurch lassen sich nicht nur schnell einige Pfunde verlieren, auch das Bauchfett, das viele als ihre Problemzone beschreiben, bildet sich nicht so stark aus und kann zudem leichter abgebaut werden.

Der Abbau von Körperfett kann während des Intervallfastens leichter angekurbelt werden. Dafür zeichnen ein niedrigerer Insulinspiegel, höher konzentrierte Wachstumshormone und eine vermehrte Aufnahme von Noradrenalin verantwortlich. Dabei werden Fettsäuren freigesetzt, die der Körper dann zur Energiegewinnung nutzt.

Nachweislich erhöht das Intervallfasten den Stoffwechsel um bis zu 14 %. Dadurch lassen sich mehr Kalorien verbrennen, was für die Gewichtsreduktion von Vorteil ist. Bezieht man die Wirkungsweise des Intervallfastens auf die Verarbeitung von Kalorien im Körper, dann wirkt diese Fastenmethode beidseitig. Einerseits wird die Kalorienverbrennung gestärkt. Andererseits nimmst du aber auch deutlich weniger Kalorien zu dir, weil du die Mahlzeiten im Rahmen des Fastens reduzierst.

# Intervallfasten: positiv für Insulinresistenz und Diabetes Typ-2-Erkrankungen

Verschiedenen medizinischen Studien zufolge ist die Zahl der Diabetes Typ-2-Erkrankungen in den vergangenen Jahren rasant angestiegen. Zudem sind es auch immer mehr jüngere Menschen, die daran leiden. Ein Hauptmerkmal dieser Erkrankung sind stark erhöhte Blutzuckerwerte, die in einem engen Zusammenhang mit einer gewissen Insulinresistenz stehen. Daher müssen Betroffene unbedingt verschiedene Maßnahmen treffen, um die Insulinresistenz zu reduzieren. Das kann auch beim Intervallfasten erzielt werden. Der positive Nebeneffekt dabei ist, dass gleichzeitig der Blutzuckerspiegel sinkt, wenn die Insulinresistenz verringert wird. Es gibt sogar verschiedene Studien, die genau diese Wirkung des intermittierenden Fastens hervorheben. Bei den Probanden der Studien konnte aufgezeigt werden, dass der Blutzuckerspiegel in einem beträchtlich hohen Maße gesunken ist. In Zahlen bedeutet das, dass dieser im nüchternen Zustand um bis zu 6 % gesenkt wurde. Die Insulinresistenz ging bei den Betroffenen sogar um bis zu 31 % zurück.

Eine weitere Studie, die in den 2000er Jahren an diabeteskranken Ratten durchgeführt wurde, zeigte zudem, dass die Tiere ein geringeres Risiko aufwiesen, an Nierenschäden zu leiden. Die Erkrankung der Nieren ist ein häufiger Begleitumstand bei Diabetes Typ-2-Erkrankungen.

Nimmt man all diese Studien zusammen, dann wirkt sich das Intervallfasten nicht nur positiv für jene aus, die ihr Gewicht reduzieren wollen. Vielmehr eignet sich diese Fastenmethode auch als vorbeugende Maßnahme, wenn die Gefahr besteht, an Diabetes Typ-2 zu erkranken. Studien untersuchen die Umstände und Auswirkungen jedoch immer ganz genau. So ist es natürlich auch beim Intervallfasten. In einer dieser Studien wurde festgestellt, dass es geschlechtsspezifische Unterschiede gibt. Bei intermittierend fastenden Männern konnte der Blutzuckerspiegel deutlicher gesenkt werden als bei Frauen, die im gleichen Zeitraum getestet wurden. An sich sind die Auswirkungen des Intervallfastens auf den Blutzuckerspiegel immer eine individuelle Angelegenheit und sollten daher auch individuell untersucht werden.

# Intermittierendes Fasten baut Stress ab und lindert entzündliche Erkrankungen

Stress ist ohne Zweifel sehr ungesund. Er führt zu vorzeitigem Altern und ist auch der Auslöser für viele physische und seelische Erkrankungen. Deshalb solltest auch du daran interessiert sein, den Stress in deinem alltäglichen Leben zu mindern. Der Mediziner spricht dabei von oxidativem Stress. Oxidativer Stress entsteht immer dann in deinem Körper, wenn zu viele freie Radikale gebildet werden. Um diese zu bekämpfen, muss der Körper verschiedene antioxidative Schutzmechanismen anwenden. Sind diese nicht in ausreichender Menge vorhanden, entsteht der sogenannte oxidative Stress in deinem Körper. Aus ihm können dann verschiedene Erkrankungen resultieren.

Hat man zu viele dieser freien Radikale in seinem Körper, dann kann es zu schädlichen Reaktionen mit wichtigen Nährstoffen wie Proteinen oder der DNA kommen. Auch um eine positive Wirkung in diesem Zusammenhang auf die körperliche Gesundheit zu beweisen, wurden zahlreiche Studien durchgeführt. Diese konnten belegen, dass der Körper beim Intervallfasten resistenter gegen oxidativen Stress wird. Außerdem konnte klinisch belegt werden, dass Personen, die Intervallfasten aktiv betrieben, weniger dazu neigten, an entzündlichen Reaktionen des Körpers zu leiden. Entzündliche Reaktionen sind immer ein Fingerzeig für verschiedene Erkrankungen, weshalb diese möglichst gering sein sollten.

## Intervallfasten ist Herzenssache

Die häufigste Todesursache in der Welt sind immer noch Erkrankungen des Herzkreislaufsystems. Es gibt kaum ein Organ, auf welches sich das Intervallfasten nicht positiv auswirkt. So ist es auch mit der Herzgesundheit, wie einige Studien belegen konnten. Es gibt verschiedene Faktoren, die Herzkrankheiten hervorrufen können. Dazu zählen neben einem hohen Blutdruck auch der Cholesterinwert oder ein erhöhter Blutzuckerspiegel. Beim Intervallfasten können diese Risikofaktoren zwar nicht komplett eliminiert werden, sie ließen sich in den bereits gemachten Untersuchungen jedoch merklich reduziert. Auch wenn es zum Thema Herzgesundheit und intermittierendes Fasten bereits zahlreiche Studien gab: Es darf nicht verschwiegen werden, dass die meisten dieser Studien lediglich an Tieren durchgeführt wurden. Den letztendlichen Beweis der Auswirkungen auf die Herzgesundheit des Menschen bleibt die Forschung bislang schuldig.

## Intervallfasten repariert die Zellen

Wenn du mit der Fastenphase beim Intervallfasten beginnst, dann beginnt für die Zellen in deinem Körper ihre Arbeitszeit. Sie sind dann damit beschäftigt, sich zu reparieren. Außerdem werden zelluläre Abfallprodukte entsprechend entsorgt. Der Mediziner bezeichnet diesen Prozess als Autophagie.

In deinem Körper gibt es verschiedene Enzyme. Diese beschäftigen sich genauer mit deinen Zellen und filtern beschädigte Proteine heraus. Durch Zugabe eines weiteren Proteins werden diese sogenannten Abfälle dann entsorgt. Das Intervallfasten hilft dem Körper bei dieser Beschäftigung. Der Entsorgungsprozess wird angekurbelt und die Zellen erhalten eine realistische Chance, sich zu regenerieren.

Durch die erhöhte Autophagie entstehen dir verschiedene Vorteile. Vor allem jedoch bekommt dein Körper einen besseren Schutz vor Krankheiten. Zu den Krankheiten, deren Risiko durch Intervallfasten minimiert werden kann, zählen Alzheimer und Krebserkrankungen.

## Intermittierendes Fasten beugt Krebserkrankungen vor

Ausschließen lässt sich eine Krebserkrankung zwar auch durch Intervallfasten nicht, weil es zu viele andere Faktoren gibt, die eine derartige Krankheit begünstigen. Einigen Studien nach konnte das Risiko, an Krebs zu erkranken, jedoch reduziert werden. Auch diesbezüglich ist die Wissenschaft einen letzten Beweis noch schuldig. Die bislang gemachten erfolgreichen Tierversuche und einige Untersuchungen an Menschen haben jedoch ergeben, dass intermittierendes Fasten künftig als präventive Maßnahme angewendet werden kann. Zudem wurden mittlerweile Studien an bereits erkrankten Personen durchgeführt. Das Intervallfasten wurde begleitend zur Chemotherapie angewendet. Die Teilnehmer der

Studien berichteten, dass Nebenwirkungen und Symptome durch das intermittierende Fasten eine Linderung erfahren haben.

## Intervallfasten stärkt die Leistungsfähigkeit des Gehirns

Bei all diesen positiven Auswirkungen auf den Körper bleibt festzuhalten: Was sich für den Körper als vorteilhaft erweist, ist meistens auch für das Gehirn nicht schädlich. Das ist auch beim Intervallfasten so. Entscheidend für die Gesundheit des Gehirns sind verschiedene Stoffwechselfunktionen. Diese werden beim intermittierenden Fasten verbessert. Dadurch erhöht sich die Leistungsfähigkeit des Gehirns.

Von zentraler Bedeutung für eine gute Leistungsfähigkeit des Gehirns ist die Bildung neuer Nervenzellen. Versuche, die immerhin schon an Ratten durchgeführt wurden, belegten, dass sich beim Intervallfasten viele neue Nervenzellen im Gehirn der Tiere gebildet hatten. Inwieweit das auf den Menschen anwendbar ist, muss erst noch belegt werden.

Zudem wurde festgestellt, dass beim Kurzzeitfasten ein bestimmtes Hormon im Gehirn stärker ausgeschüttet wird. Dieses Hormon heißt Brain-Derived Neurotrophic Factor, kurz BDNF. Studien haben nachgewiesen, dass Menschen schneller an Depressionen erkranken oder dass es zu Dysfunktionen des Gehirns kommt, wenn dieses Hormon nicht ausreichend vorhanden ist. Des Weiteren haben Tierversuche inzwischen ergeben, dass das Risiko, einen Schlaganfall zu erleiden, beim intermittierenden Fasten sinkt. Auch die aus einem Schlaganfall resultierenden Hirnschäden stellten sich dann in reduzierter Form dar.

## Wie Intervallfasten Alzheimer verhindern kann

Bei der Alzheimer-Krankheit handelt es sich um diejenige Nervenerkrankung, die weltweit am häufigsten auftritt. Bislang gibt es auch noch keine Heilung dieser Krankheit. Daher sind präventive Maßnahmen hier besonders wichtig. Ein Auftreten von Alzheimer sollte also schon frühzeitig verhindert werden.

Um die Auswirkung des Intervallfastens auf die Alzheimer-Erkrankung zu analysieren, wurden bereits betroffene Patienten umfänglich untersucht. Dabei kam heraus, dass ein Auftreten der Krankheit verzögert werden konnte. Auch die Schwere der Krankheit ließ sich durch das intermittierende Fasten verringern. Online stehen verschiedene Fallberichte der Studien zur Verfügung, in welchen sich jeder einen umfassenden Überblick verschaffen kann. Dort kann man lesen, dass die einhergehenden Symptome der Alzheimer-Erkrankung bei neun von zehn Personen signifikant erträglicher ausfielen.

Nicht nur Alzheimer lässt sich mit dem Intervallfasten vorbeugen. Andere Studien haben sogar herausgefunden, dass das Kurzzeitfasten in der 16/8-Methode auch dazu beitragen kann, andere Nervenkrankheiten wie Parkinson oder Huntington zu verhindern respektive zu verlangsamen.

## Was das Intervallfasten für deine Lebenserwartung tun kann

Nahezu jeder Mensch wünscht sich, alt zu werden. Allerdings möchten die meisten Menschen nur ein hohes Alter erreichen, wenn sie dabei noch möglichst gesund sind. Auch hier kann das Intervallfasten wieder eine große Hilfe sein, die Lebenserwartung lässt sich nämlich mit dieser Fastenmethode verbessern.

Als Probanden wurden hier wieder Ratten herangezogen. Beim intermittierenden Fasten wurde bei den Versuchstieren ein ähnlich positiver Effekt auf die Lebenserwartung erzielt wie bei einer dauerhaften Kalorienreduzierung. Es wurden Ratten untersucht, die an zwei Tagen der Woche gefastet hatten. Diese lebten um bis zu 83 % länger als Tiere, die nicht am Intervallfasten teilgenommen hatten.

Natürlich sind diese Resultate auf die Lebensdauer des Menschen noch nicht zweifelsfrei übertragbar. Dem Erfolg dieser Fastenmethode in der Gesundheitsindustrie tut dieser Umstand jedoch keinen Abbruch.

## Fazit zu den Vorteilen des Intervallfastens

Anhand der vorangegangenen Abschnitte weißt du nun, dass das Intervallfasten zahlreiche Vorteile für deine körperliche und seelische Gesundheit haben kann. Intermittierendes Fasten eignet sich zwar sehr gut für die Fettverbrennung und zur Gewichtsreduktion, kann aber noch weitaus mehr. Intervallfasten senkt deinen Insulinspiegel merklich, verstärkt das Wachstum deiner Hormone und hilft den Zellen bei ihrer Regeneration. Zudem lassen sich, wenn auch in Einzelfällen nur an Tieren nachgewiesen, verschiedene Krankheiten beziehungsweise deren Symptome gezielt bekämpfen. Das Risiko, an Diabetes Typ-2, Krebs oder einem Nervenleiden zu erkranken, konnte in den bereits gemachten Versuchen merklich minimiert werden. Des Weiteren erhöht sich die Leistungsfähigkeit des Gehirns, negativer Stress im Körper wird abgebaut und die Chancen auf ein längeres und gesünderes Leben steigen durch Intervallfasten an.

Dies sind ziemlich viele gute Gründe, um über das intermittierende Fasten als Lebensstil nachzudenken.

Hier noch einmal die wesentlichen Vorteile des Intervallfastens im Überblick:

- ⋏ Veränderliche Wirkung auf Zellen, Hormone und Gene
- ⋏ Bessere Verbrennung des Bauchfetts
- ⋏ Verbesserung der Insulinresistenz
- ⋏ Linderung verschiedener Symptome bei Diabetes Typ-2-Erkrankungen
- ⋏ Förderung des Stressabbaus im Körper
- ⋏ Geringeres Risiko für entzündliche Erkrankungen
- ⋏ Positive Auswirkungen auf die Herzgesundheit
- ⋏ Vorbeugung vor Krebserkrankungen
- ⋏ Stärkung der Leistungsfähigkeit des Gehirns
- ⋏ Vorbeugung einer Alzheimer-Erkrankung
- ⋏ Verbesserung der Lebenserwartung

# 6. Die Nachteile des Intervallfastens

D a nichts im Leben perfekt ist und demzufolge auch keine Ernährungs- oder Abnehmstrategie ausschließlich Vorteile hat, sollen im Folgenden die Nachteile beleuchtet werden, die Intervallfasten mit sich bringen kann. Dennoch lässt sich diesbezüglich noch kein letztendliches Urteil fällen. Schließlich sind die Wirkungen, die das intermittierende Fasten auf den menschlichen Körper haben kann, einerseits noch nicht in jedem Punkt ausreichend erforscht und andererseits spielen immer individuelle Faktoren mit hinein. Nicht jeder Mensch kann von den zuvor aufgezählten Vorzügen im gleichen Maße profitieren. Genauso treten die noch zu beschreibenden Nachteile auch nicht bei jedem, der Intervallfasten betreibt, in der gleichen Art und Weise auf.

## Intervallfasten kann vor allem am Anfang zu falscher Ernährung führen

Wer sich noch nicht an die besondere Rhythmik des Intervallfastens gewöhnt hat, der wird vor allem am Anfang einige Nachteile zu spüren bekommen. Da sich das Essverhalten verändern muss, klagen viele Menschen, dass sie während der Eingewöhnungsphase oft mit Hungerattacken konfrontiert sind. In diesen Momenten kann es passieren, dass man die falschen Lebensmittel in sich hineinstopft. Diese sind weder gesund noch tragen sie maßgeblich zum Abnehmerfolg bei.

## Intervallfasten allein macht nicht schlank

Möchtest du ein geringeres Gewicht erreichen, dann mach dir bewusst, dass das intermittierende Fasten kein Allheilmittel ist. Die Tatsache, dass du weniger Lebensmittel zu dir nimmst, wird nicht ausreichen. Beim Abnehmen, ganz gleich, welche Art von Diät man befolgt, geht es immer noch darum, mehr Fett zu verbrennen als aufzunehmen. Deshalb bedeutet Intervallfasten zwar, dass du nicht auf die Nahrungsaufnahme verzichten musst. Es bedeutet aber auch, dass du dich bewusst und gesund ernähren solltest. Ein Intervallfasten, wo die Mahlzeiten ausschließlich aus ungesunden Snacks wie Süßigkeiten oder Fast Food bestehen, wird sich in der Regel nicht als erfolgreich herausstellen. Achte, wie bei jeder anderen Diät auch, beim Intervallfasten darauf, was du zu dir nimmst.

## Die Fastenphasen können soziale Einschränkungen nach sich ziehen

Auch der nächste Nachteil ist wieder individuell zu betrachten. Die Fastenzeiträume müssen beim Intervallfasten immer ausreichend lang sein, damit du auch etwas davon hast. Deshalb musst du unweigerlich auf entweder das Frühstück oder das Abendbrot verzichten. Daraus können, müssen jedoch nicht soziale Einschränkungen resultieren. Selbst wenn die Familie dem Fastenden viel Verständnis entgegenbringt. Wenn man nicht mehr an den gemeinsamen Mahlzeiten teilnehmen kann, macht sich das in irgendeiner Form bemerkbar. Hier muss allerdings jeder selbst wissen, ob es sich hierbei tatsächlich um eine Beeinträchtigung handelt.

## Intervallfasten und Hypoglykämie

Beim Intervallfasten wird der Körper nicht permanent mit Glukose versorgt. Dies hat ein Absinken des Blutzuckerspiegels zur Folge. Menschen, die gesund sind, werden von diesem Nachteil nicht beeinträchtigt. Handelt es sich jedoch um einen Anwender, der ohnehin schon Probleme mit der Stabilität seines Blutzuckerspiegels hat, dann sollte das Intervallfasten nicht ins Auge gefasst werden.

Im Normalfall erfolgt eine Stabilisierung des Blutzuckerspiegels über die Nebennieren. Der Blutzucker wird dabei über die Hormonausschüttung reguliert. Auf diese Weise wird gewährleistet, dass ausreichend Glukose im Körper vorhanden ist. Glukose wird vor allem benötigt, um das Gehirn und die Zellen mit allem Wichtigen zu versorgen. Funktionieren die Nebennieren hingegen nicht ▢normal▢, dann ist der Körper dazu angehalten, weitaus mehr Adrenalin auszuschütten, da sich nur auf diesem Wege eine Unterzuckerung, auch Hypoglykämie genannt, vermeiden lässt. Hier kann es zu massiven Nebenwirkungen wie Stimmungsschwankungen oder Kreislaufproblemen kommen.

Ein weiteres wichtiges Organ im Hormonkreislauf des Körpers ist die Schilddrüse. Personen, die an einer Fehlfunktion der Schilddrüse leiden, tun sich mit Kurzzeitfasten keinen großen Gefallen.

# Intervallfasten und Muskelabbau

Zunächst sei mit dem vorherrschenden Mythos aufgeräumt, dass das intermittierende Fasten beim Menschen zwingend zum Abbau von Muskelmasse führt. Es ist vielmehr oft das Gegenteil der Fall. Wenngleich es Studien gibt, die zwar bislang nur an Tieren durchgeführt wurden, die aber belegen, dass es in manchen Fällen zum Muskelabbau während der Fastenzeit kommen kann.

Während des Fastens kommt es immer zu einem Anstieg des Cortisolspiegels. Das kommt einem katabolen Zustand gleich. Dieser Zustand dominiert und kann mit dem Abbau von Muskeln in Verbindung gebracht werden. Da der Stoffwechsel für all seine Prozesse ausreichend Energie benötigt, bezieht er diese durch verschiedene Vorgehensweisen. Auch beim Muskelabbau gewinnt der Körper Energie, die er für die Realisierung der Stoffwechselprozesse braucht.

Um nicht in diesen Nachteil zu geraten, sollten die Intervalle entsprechend gewählt werden. Klinisch wurde noch nicht zweifelsfrei abgeklärt, wann dieser katabole Zustand im Körper eintritt. Es ist jedoch aufgrund vorhandener Forschungsergebnisse anzunehmen, dass der Abbau von Muskelmasse erst nach einer längeren Fastenphase eintritt. Man geht aktuell davon aus, dass der Körper erst mit dem Abbauprozess beginnt, wenn circa 48 Stunden des Fastens vergangen sind. Die Wahl der richtigen Methode beim Intervallfasten kann hier also ausschlaggebend sein.

Im Normalfall ist Muskelabbau jedoch beim Intervallfasten nicht zu erwarten. Solltest du dennoch einen Abbau von Muskelmasse feststellen, solltest du dir das mit dem intermittierenden Fasten noch einmal gründlich überlegen. Es können individuelle Gründe und Voraussetzungen dafür verantwortlich sein, dass der Körper frühzeitig mit dem Muskelabbau beginnt.

# Intervallfasten und Leistungsfähigkeit

Verschiedene Studien haben belegt, dass die Leistungsfähigkeit beim Intervallfasten nicht beeinträchtigt wird. Es ist also durchaus möglich, private Verpflichtungen, den Job und das sportliche Training trotz Intervallfastens unter einen Hut zu bringen. Experten, die die Leistungsfähigkeit beim sportlichen Training untersucht haben, fanden jedoch heraus, dass der Körper leistungsfähiger war, wenn vor dem Training etwa 50 bis 60 Gramm Kohlenhydrate konsumiert wurden.

Allerdings bleibt auch zu sagen, dass sich dieser Umstand auf einen Freizeitsportler kaum auswirken wird. Beim Leistungssport kann es hingegen schon zu Abstrichen beim erfolgreichen Training kommen. So gab es beispielsweise eine Studie, die professionelle Athleten untersuchte, die gerade den islamischen Fastenmonat Ramadan befolgten. Diese Studie ergab, dass diese Sportler nicht so leistungsfähig waren wie Sporttreibende, die nicht gefastet hatten.

# Intervallfasten und Essstörungen

Bei der Aufreihung der Nachteile, die beim Kurzzeitfasten auftreten können, darf nicht verschwiegen werden, dass das intermittierende Fasten Essstörungen begünstigen kann. Da man sich beim Intervallfasten noch mehr mit der eigenen Ernährung auseinandersetzt, kann es passieren, dass die Grenze zwischen gesundem Fasten und Hungern verschwimmt. Dieser Gefahr sollte man sich immer bewusst sein. Wer also schon von vornherein weiß, dass er latent zu einer Essstörung neigt, sollte sich für eine andere Diät entscheiden.

Zu den Essstörungen, zu denen es während des Intervallfastens kommen kann, zählen vor allem die sogenannten Fressattacken, die vom Fachmann als Binge-Eating bezeichnet werden. Gefährlich ist das deshalb, da sich die meisten Menschen schämen, wenn sie eine Fressattacke hatten. Sie wollen das intermittierende Fasten dann umso mehr durchhalten und hungern deutlich stärker. Wer einmal so weit gekommen ist, der befindet sich jedoch in einem für die Gesundheit sehr schädlichen Teufelskreis.

# Wenn Frauen intermittierend fasten

Prinzipiell lässt sich sagen, dass du gerne intermittierend fasten kannst, auch wenn du eine Frau bist. Allerdings konnte in verschiedenen Untersuchungen nachgewiesen werden, dass sich das Kurzzeitfasten auf den weiblichen Körper nicht bei allen Methoden gleich günstig auswirkt. So sollten Frauen zum Beispiel nicht unbedingt nach der 16/8-Methode intermittierend fasten. Der Grund dafür liegt darin, dass das Fasten bei Frauen starken metabolischen Stress erzeugt. Daraus können wiederum verschiedene Nebenwirkungen resultieren. Zu den negativen Effekten, die bislang bekannt sind, gehören Schlafstörungen, Hormonschwankungen, Probleme bei der Glukose-Stabilität oder Veränderungen der Periode.

# Fazit zu den Nachteilen beim Intervallfasten

Zusammenfassend lässt sich sagen, dass zahlreichen Vorteilen nur wenige Nachteile gegenüberstehen. Es fällt aber gleichermaßen auf, dass das dauerhafte intermittierende Fasten noch nicht ausreichend erforscht wurde. Deshalb ist, wie bei jeder anderen Diät auch, immer ein gewisses Maß an Vorsicht geboten. Da es noch nicht in jedem körperlichen oder seelischen Bereich ausreichende Forschungsergebnisse gibt, lässt das Intervallfasten viel Raum für Interpretationen.

Die Nachteile des Intervallfastens im Überblick:

- ⅄ Kann falsche Ernährungsweisen fördern
- ⅄ Einschränkungen im sozialen Umfeld
- ⅄ Negative Auswirkungen auf die Blutzuckerstabilität (Hypo-glykämie)
- ⅄ Abbau von Muskelmasse in der Fastenzeit bei falscher An-wendung der Methode
- ⅄ Verminderung der Leistungsfähigkeit bei Profisportlern
- ⅄ Förderung von Essstörungen
- ⅄ Nicht alle Fastenmethoden eignen sich für Frauen

# 7. Abnehmen mit dem Thermomix

I n vielen Haushalten unseres Landes findet man mittlerweile diverse Küchenmaschinen. Eine solche ist der Thermomix, der Vielseitigkeit und eine Menge Effizienz verspricht.

Doch was ist da überhaupt dran?

Vielleicht stehst du gerade direkt vor einer Diät und möchtest gerne mit dem Thermomix ein paar Pfunde verlieren.

Geht das – vielleicht sogar besser?

Viele alltägliche Aufgaben in der Küche werden durch den Thermomix vereinfacht oder sogar ganz abgenommen. Beispiele sind das Kochen und das Zubereiten verschiedener Speisen. Der Vorteil ist natürlich, dass du damit reichlich Zeit sparst.

Manchmal ist es aber für Anwender von Diäten ein Problem, dass sie die Speisen nicht selbst zubereiten. Sie verlieren dadurch den Bezug zu den einzelnen Zutaten und ihren Nährwerten – also auch zu den Kalorien.

Das musst du über das Abnehmen mit dem Thermomix daher unbedingt wissen:

- ⌃ Speisen aus dem Thermomix sind nicht weniger gesund als solche, die auf dem herkömmlichen Weg zubereitet wurden. Sie haben die gleichen Inhaltsstoffe.
- ⌃ Die allgemeinen Regeln einer Diät – zum Beispiel in Bezug auf die Kohlenhydrate – gelten auch bei der Zubereitung mit dem Thermomix. Du solltest weniger Nudeln, dafür umso mehr Gemüse essen.
- ⌃ Auch in den Thermomix kommen fast ausschließlich frische Zutaten. Es landen keine fertigen Gerichte auf dem Tisch. Du weißt also, was darin steckt und vor allem wie viel.
- ⌃ Besonders Low Carb lässt sich gut mit dem Thermomix vereinbaren. Hierzu gibt es zahlreiche leckere, aber auch gesunde Gerichte. Viele davon sind sogar schon auf dem integrierten Chip gespeichert und du kannst sie so ganz einfach abrufen.

⅄ Kochen mit dem Thermomix ist einfach, doch du solltest vorsichtig sein – es verleitet oft auch dazu, mehr zu essen, als eigentlich erlaubt ist. Eis oder Pudding gehören eher nicht auf den Speiseplan.

Diese Informationen solltest du kennen. Ansonsten läuft das Abnehmen mit dem Thermomix natürlich nach denselben Regeln wie die meisten Diäten. Einfach nur auf die Ernährung zu achten, reicht oft nicht aus. Den Thermomix solltest du beim Abnehmen nur als ein nützliches Hilfsmittel betrachten. Er ist und bleibt eine Küchenmaschine, die dir dabei hilft, gesunde Rezepte schnell und effizient zuzubereiten. Davon allein kannst du natürlich nicht abnehmen. Zu einer ausgewogenen und gesunden Ernährungsweise muss auch bei der Ernährung mit dem Thermomix viel Bewegung, am besten an der frischen Luft, kommen.

Einen kleinen Vorteil bringt er für das Abnehmen jedoch mit sich – die ungesunden Zubereitungsarten Braten und Backen gibt es hier nicht. Fett bleibt also oft ganz weg.

# 7.1. Warum Rezepte aus dem Thermomix für eine gesunde Ernährung stehen

Der wesentlichste Grund, warum Rezepte aus dem Thermomix für eine gesunde und frische Ernährungsweise stehen, liegt in den verwendeten Zutaten begründet. Zum einen werden frische Zutaten wie Obst oder Gemüse zu Rezepten verarbeitet. Zum anderen muss man aufgrund der Funktionalität des Geräts darauf verzichten, Lebensmittel zu verarbeiten, die dick machen. Das Kochen mit dem Thermomix hilft dabei, bewusster auf die eigene Ernährung zu achten. Anstatt schnell zwischendurch irgendetwas zu essen, ist es einem wieder wichtig, welche Zutaten man verarbeitet und woher diese stammen. Dadurch allein schon tut man viel für seinen Körper und eine hoffentlich lange Gesundheit.

# 7.2. Pflanzliche Ernährung mit dem Thermomix

Wer sich vegetarisch oder gar vegan ernährt, der setzt ausschließlich auf pflanzliche Produkte. Auch hierfür bietet der Thermomix viele Möglichkeiten. Dass eine pflanzliche Ernährungsweise beim

Abnehmen sehr förderlich sein kann, ist hinlänglich bekannt. Allgemein herrscht das Gerücht vor, dass eine ausschließlich pflanzliche Ernährungsweise auf die Dauer eintönig werden könnte. Dem ist aber nicht so. Wer erst einmal beginnt, ausschließlich auf pflanzliche Nahrungserzeugnisse zu setzen, der wird schnell feststellen, wie vielfältig die Ernährung plötzlich wird.

Mit dem Thermomix lassen sich sämtliche pflanzlichen Zutaten und tierischen Ersatzprodukte zu gesunden Gerichten verarbeiten. Sojaprodukte, Seitan und Tofu sind ein guter Fleischersatz. Ansonsten sollte bei der pflanzlichen Ernährungsweise verstärkt auf frisches Obst und Gemüse gesetzt werden.

Der Hersteller des Thermomix hat eigens für eine gesunde Ernährung mit der Küchenmaschine sogenannte Trendscouts im Einsatz. Diese verfolgen die neusten Ernährungstrends fortlaufend und entwickeln entsprechende gesunde Rezepte. Dabei handelt es sich um Rezepte aus der veganen Küche. Aber auch für alle, die auf tierische Produkte nicht ganz verzichten wollen, gibt es viele pflanzliche Rezeptideen, die beim Abnehmen helfen können und eine gesunde Ernährungsweise fördern.

# 7.3. Mit dem Thermomix auf Low-Carb-Kost umsteigen und Pfunde verlieren

Nicht nur wenn du beabsichtigst, ein paar Pfunde zu verlieren, ist die Low-Carb-Kost gesund. Kohlenhydrate sind zwar ein zentraler Bestandteil der menschlichen Ernährung. Bei einer Diät sind sie jedoch nicht so willkommen. Dort werden sie stark eingeschränkt oder gar ganz weggelassen.

Die Low-Carb-Diät kann auf eine lange Geschichte zurückblicken. Bereits im 19. Jahrhundert ernährten sich die Menschen auf diese Weise und reduzierten die Kohlenhydrate in den Gerichten. Zum wahren Diät- und Ernährungstrend wurde Low Carb allerdings erst in der heutigen Zeit. Inzwischen konnte sogar bewiesen werden, dass eine Umstellung auf Low-Carb-Kost tatsächlich beim Abnehmen helfen kann. Es geht dabei nicht nur darum, auf dickmachende Kohlenhydrate komplett zu verzichten. Vielmehr sollen diese so genannten schnellen Kohlenhydrate durch gesunde Fette und Proteine ersetzt werden. Dass man dabei viele Pfunde verlieren kann, ist inzwischen schon nachgewiesen.

Da Low Carb mittlerweile mehr als nur ein Trend ist, gehen die Trendforscher vom Thermomix stets auf die Suche. Die Bedürfnisse der Menschen, sich gesünder zu ernähren, wurden erkannt, weshalb der Thermomix vor allem für Verfechter der Low-Carb-Kost sämtliche Rezepte bereithält. Diese Rezeptbücher, die es online und in gedruckter Form gibt, enthalten alle Speisen, die du brauchst, um dich an einem Tag gesund zu ernähren. Frühstücksgerichte sind ebenso enthalten wie vollwertige Mahlzeiten oder nahrhafte Salate.

Erfahrungsberichte zeigen, dass der Umstieg auf Low-Carb-Kost anfangs schwerfällt. Irgendwann merkt man es aber gar nicht mehr. Auch ist Low Carb mehr als nur zum Abnehmen geeignet, vielmehr steht die kohlenhydratarme Kost für eine dauerhafte gesunde Ernährung.

Aufgrund der vielfältigen Möglichkeiten, die diese Küchenmaschine bietet, empfiehlt sich die Anschaffung des Thermomix für dich gleich in mehrfacher Hinsicht. Zum einen hilft er dir beim Abnehmen, weil du lernst, ausschließlich gesunde Zutaten zu Rezepten zu verarbeiten. Diese sättigen viel länger und können vom Körper viel leichter verarbeitet werden. Zum anderen achtest du wieder auf das, was du zu dir nimmst. Und zu guter Letzt lassen sich mit dem Thermomix vielfältige und gesunde, aber auch leckere Rezepte zubereiten. Du kannst dich vegetarisch oder vegan ernähren, du kannst die Low-Carb-Kost befolgen, ihn aber auch beim Intervallfasten einsetzen.

# 8. Allgemeine Informationen zum Fasten

B evor speziell auf das Intervallfasten und seine Auswirkungen und Folgen eingegangen wird, erfährst du in den folgenden Abschnitten, was Fasten überhaupt ist, wo es seinen Ursprung hat und welche Formen des Fastens es gibt. Zudem erhältst du einen kurzen Überblick darüber, wie sich das Fasten allgemein auf den Körper auswirkt.

## 8.1. Was ist Fasten überhaupt?

Ursprünglich stammt das Wort fasten aus dem Mittelhochdeutschen, wo es faste ausgesprochen wurde. Faste steht dabei für Fest oder befestigen. Wer fastet, befestigt sich also und trägt einen entscheidenden Teil zu seiner körperlichen und seelischen Stabilität bei.

Grundsätzliche Regeln zum Fasten gibt es nicht. Dies liegt daran, dass das Fasten seinen Ursprung in mehr als einer Wissenschaft hat. Es wurde von Medizinern und Naturheilern eingesetzt, wobei jedoch immer andere Regeln aufgestellt wurden.

Auch in der Religion hat das Fasten seinen Ursprung. Während im Islam gleich ein ganzer Fastenmonat eingelegt wird, fasten Christen nur einige Wochen im Jahr. Fasten bedeutet also mehr, als nur für einige Zeit auf das Essen zu verzichten. Schon frühere Religionsforscher warnten vor Übertreibungen. Sie sagten sogar, immer dann, wenn das Fasten zu streng befolgt wurde, habe es seinen eigentlichen Sinn verloren.

Fasten sollte sich dem natürlichen Lebensstil anpassen. Möchte man Fasten heute definieren, dann kann man sagen, dass es sich dabei immer um einen freiwilligen Verzicht auf feste Nahrung in einem bestimmten Zeitraum handelt. Dabei werden sowohl der Körper als auch der Geist stark beansprucht. Fasten findet also nicht nur im Körper selbst statt, es erfordert auch eine geistige Leistungsfähigkeit und ein hohes Maß an Disziplin.

Wer fastet, sollte sich zudem in einer geistig und körperlich stabilen Verfassung befinden. Falsch ist auch zu denken, dass man fastet, wenn nicht ausreichend Nahrungsmittel vorhanden sind. Menschen oder Tiere, die sich in Not befinden und deshalb nicht genug zu essen haben, fasten nicht. Vielmehr leiden sie Hunger. Fasten ergibt also nur dann einen Sinn, wenn der Verzicht freiwillig und vorübergehend ist und wenn man dabei immer selbst entscheiden kann, doch Nahrung aufzunehmen.

## 8.2. Fasten: Diese Formen gibt es

Da das Fasten beinahe so alt wie die Menschheit selbst ist, gibt es heutzutage auch viele verschiedene Varianten. Während einige Formen uralt sind, gibt es hingegen auch neue Trends, die sich erst noch durchsetzen müssen. Im Folgenden wird kurz auf einige der wichtigsten eingegangen.

## Das Heilfasten

Wohl am bekanntesten ist das sogenannte Heilfasten. Dabei wird über einen längeren Zeitraum nichts gegessen. Da es sich um das Heilen handelt, wird bei dieser Fastenmethode der Körper gereinigt. Der Anwender trinkt hauptsächlich Wasser und kann zusätzlich Heilerde aufnehmen. Der Darm wird gereinigt und im Körper findet eine Entgiftung statt. Diese Entgiftung kann allerdings nur realisiert werden, wenn der Körper die schädlichen Stoffe abführt. Das funktioniert beim Heilfasten zumeist nicht von Beginn an. Deshalb werden oftmals in den ersten Fastentagen Einläufe vorgenommen, damit der Körper natürlich abführen kann.

Die Methode des Heilfastens schwächt den Körper und ist deshalb nicht für jeden Menschen geeignet. Zu einer merklichen Stärkung des Immunsystems kommt es erst nach der aktiven Fastenzeit. Bei Vorerkrankungen sollte man sich nicht für das Heilfasten entscheiden. Auch bedarf diese Methode einer gewissen Eingewöhnungszeit und sie sollte nur unter entsprechender Anleitung realisiert werden. Für das Heilfasten sollte man sich also Zeit nehmen. Im Gegensatz zu kurzfristigem Intervallfasten lässt sich das langfristige Heilfasten nicht ohne Probleme und entsprechende Voraussetzungen in den Alltag integrieren.

# Das Fasten nach Buchinger

Wer sich für das Fasten nach Buchinger entscheidet, der muss mehr Zeit einplanen. Auch bei dieser Methode stehen die Entgiftung und Reinigung des Körpers wieder im Vordergrund.

Bevor es mit dem eigentlichen Verzicht losgeht, steht die Phase der körperlichen Entlastung. Das Fasten nach Buchinger kann nach Anleitung realisiert werden. Es werden sogar Fastenreisen angeboten, die den Verzicht in der Gruppe ermöglichen. Nach der Phase der Entlastung folgt die kontrollierte Darmentleerung. Hier gibt es verschiedene Varianten. Empfohlen wird die Einnahme von Glaubersalz, was mit ausreichend Flüssigkeit zugeführt wird. Allerdings ist diese Methode der Darmentleerung nicht gerade schonend. Man kann sich auch für Einläufe oder einen Abführtee entscheiden.

Ist der Darm komplett entleert, was sich nicht für jeden Menschen unbedingt gut anfühlt, folgt das eigentliche Fasten. Nun werden nach Buchinger zwischen fünf und sieben Fastentage eingelegt. An diesen Tagen wird nicht nur auf die Einnahme von Nahrung verzichtet. Zudem werden Wanderungen durch die Natur unternommen. Allerdings fühlt sich nicht jeder Fastende stark genug und auch dazu bewogen.

Unterstützen kann man die körperliche Stabilität mit einem Löffel Honig nach der Wanderung. Wichtig ist es beim Buchinger-Fasten darauf zu achten, dass dem Körper auch immer die Möglichkeit gegeben wird, seinen natürlichen Ausscheidungsprozessen zu folgen.

Ist die Fastenphase überstanden, folgt das Fastenbrechen. Dieses kennen wir auch aus verschiedenen Religionen. Allerdings geht Buchinger nicht davon aus, dass man sich dann üppig ernährt. Vielmehr ist der Körper nicht mehr daran gewöhnt, alle erdenklichen Lebensmittel ohne Probleme aufzunehmen. Deshalb wird empfohlen, zunächst nur frisches Obst und eine leichte Gemüsesuppe zu essen. Nach dem Fastenbrechen muss der Körper in einer einwöchigen Phase wiederaufgebaut und stabilisiert werden. In diesem Zeitraum geht es darum, die Nahrungsmittelmenge täglich in kleinen Schritten wieder zu erhöhen.

# Das Basenfasten

Das Basenfasten unterscheidet sich deutlich von den anderen Formen und Methoden. Beim Basenfasten geht es nicht darum, über einen kurzen oder längeren Zeitraum komplett auf die Nahrungsaufnahme zu verzichten. Vielmehr nimmt man feste Nahrung zu sich, die auch auf drei Mahlzeiten am Tag verteilt sein kann. Beim Basenfasten geht es zwar auch um den Verzicht. Allerdings wird hier nur auf alle Lebensmittel verzichtet, die im Körper Säure bilden können. Stattdessen greift man bei der Ernährung ausschließlich auf basische Nahrungsmittel zurück. Die Ernährung basiert im Wesentlichen auf frischen Salaten, Obst und Gemüsesorten, aber auch auf Kräutern oder Sprossen. Dazu wird während des Basenfastens ein Basenpulver eingenommen, das den Körper unterstützen soll.

Massagen, Leberwickel und Basenbäder gehören ebenfalls zu dieser Fastenmethode. Zudem bewegt man sich an der frischen Luft und geht vorzugsweise wandern. Dazu wird lediglich Kräutertee oder Ingwerwasser getrunken, was den Körper bei seiner natürlichen Reinigung unterstützen soll.

Das Basenfasten eignet sich zwar auch nicht für jeden, kann sich aber durchaus positiv auf den Körper auswirken. So steht es nicht nur für eine Entschlackung und Entgiftung des Körpers. Es schont auch die Organe in hohem Maße. Zudem wird der Körper beim Basenfasten mit sämtlichen Vitalstoffen versorgt. Experten sagen, dass sich das Basenfasten auch als Einstieg für eine zukünftige gesunde Ernährungsweise eignet. Der Vorteil dieser Fastenmethode liegt darin begründet, dass man nicht auf die Nahrung verzichtet. Der Stoffwechsel macht also nicht die für das Fasten typischen Veränderungen durch.

# Fasten nach Hildegard von Bingen

Die berühmte Nonne Hildegard von Bingen war ihrer Zeit weit voraus. Vor allem im Umgang mit verschiedenen Heilkräutern machte sie von sich reden. Auch zum Thema Fasten trug Hildegard von Bingen ihren Teil bei. Sie entwickelte insgesamt vier Fastenkuren, die heute alle unter dem Begriff Hildegard-Fasten zusammengefasst werden. Bis auf das Saftfasten handelt es sich dabei jedoch nicht um reine

Fastenkuren, sondern vielmehr um für die damalige Zeit typische Diätformen.

## 8.3. Wie sich das Fasten auf die körperliche Gesundheit auswirkt

Wie sich das Fasten auf die Gesundheit des Körpers auswirkt, lässt sich pauschal nicht sagen. Vielmehr sind es verschiedene Faktoren, die die Wirkung maßgeblich mitbestimmen. Zum einen kommt es natürlich auf die Fastenmethode an, für die man sich entscheidet. Alle Fastenformen haben unterschiedliche Wirkungen auf den Körper. Was für den einen Menschen gesund ist, wird für einen anderen schnell zur Qual.

Auch sind Durchhaltevermögen und Disziplin gefragt. Wer körperlich nicht besonders stabil und fit ist, sollte sich, wenn überhaupt, nur für eine kurzfristige Variante des Fastens entscheiden. Auch bei kurzen Fastenperioden benötigt der Körper zwar eine Eingewöhnungsphase, es findet aber keine komplette Entleerung statt und viele Menschen können damit viel besser umgehen.

Weiterhin ist wichtig, welche persönlichen Voraussetzungen vorherrschen. Geht es „nur" darum, ein paar Kilo abzunehmen oder sein Körpergewicht zu halten? Geht es darum, seine Ernährungsweise und seinen Lebensstil zu einem gesünderen Dasein hin zu verändern? Oder entscheidet man sich für das Fasten, weil Krankheiten vorgebeugt und Symptome und Beschwerden gelindert werden sollen? All diese Faktoren können die eine oder die andere Fastenmethode entweder begünstigen oder sprechen gegen sie.

# 9. Intervallfasten: Folgen und mögliche Risiken für den Körper

Die Folgen, die das intermittierende Fasten auf den Körper haben kann, sind sowohl kurzfristiger als auch langfristiger Natur. Ein kurzzeitiger Effekt wird beispielsweise dann erzielt, wenn es um die Gewichtsreduktion geht. Langfristig stärkt das Intervallfasten den Körper. Ursprünglich ist es so, dass der Mensch keine festen Nahrungszeiten braucht, um sich ausreichend zu versorgen. Deshalb ist das Intervallfasten auch eine derartig beliebte Methode. Die Phasen des Fastens und des ganz normalen Essens können nämlich spielend leicht an die eigenen Bedürfnisse und an das eigene Leben angepasst werden. Da es viele verschiedene Varianten des Intervallfastens gibt, kann jeder genau die Methode finden, die zu seinen Gewohnheiten passt.

Bei gesunden Menschen hat das Intervallfasten ausschließlich positive körperliche Folgen. Der Insulinspiegel wird gesenkt, wodurch sich auch Diabetes-Erkrankungen vorbeugen lässt. Zudem werden Stoffwechsel und Hormonhaushalt angekurbelt, was den Körper bei der Regeneration unterstützen kann. Der Fettabbau lässt sich auf gesunde Weise vorantreiben, wie auch der gesunde Aufbau von Muskelmasse. Außerdem erhalten die Zellen eine gute Möglichkeit, sich in aller Ruhe zu reparieren.

Gibt es jedoch entsprechende Vorerkrankungen oder zeugt das eigene Immunsystem nicht gerade von Stärke, dann können die Folgen des Kurzzeitfastens auch negativ sein. Es kann zu Essstörungen kommen und auch in psychischer Hinsicht ist eine stabile Verfassung von Vorteil. Des Weiteren gibt es noch eine Grundregel, die unbedingt befolgt werden muss, sollen die Folgen für den Körper nicht negativer Natur sein. Fasten kann gefährlich sein, wenn man sich nicht an Anweisungen und Anleitungen hält. So ist es auch beim Intervallfasten. Man sollte es damit nicht übertreiben. Wenn man es nicht aushalten kann, über einen Zeitraum von mehreren

Tagen auf Nahrungsmittel zu verzichten, dann sollte man sich für eine andere Methode des begrenzten Verzichts entscheiden. Hält man sich jedoch an die Anweisungen und hat die richtige Methode des Intervallfastens für sich gefunden, dann sind die Folgen nicht nur positiver Natur, sondern auch langfristig.

Wer regelmäßig auf die Nahrungsaufnahme verzichtet, stärkt sein Immunsystem und seine körpereigene Abwehr. Er tut etwas für seinen Stoffwechsel, sodass dieser seine Prozesse leichter durchführen kann. Der Fastende ist dann in der Lage, sich besser zu schützen und kann Krankheiten vorbeugen und Entzündungen oder Symptome lindern. Zu guter Letzt verlängert sich sogar die Lebenserwartung. Es braucht jedoch, wie bei jeder anderen Diät und Lebensweise auch, Durchhaltevermögen, einen festen Willen, Disziplin und die Bereitschaft, auch einmal zu verzichten, um langfristig erfolgreich intermittierend zu fasten. Nur dann kann das Intervallfasten auch auf lange Sicht zu einem gesünderen und längeren Leben führen.

Da der Erfolg beim intermittierenden Fasten von verschiedenen Faktoren abhängt, gibt es natürlich auch Risiken. Es gibt sogar Situationen und Voraussetzungen, bei denen von Intervallfasten dringend abzuraten ist. Auch bei dieser Fastenmethode muss sich der Körper auf eine neue Lebens- und Ernährungsweise umstellen. Hieraus können verschiedene Folgen und Risiken resultieren, auf welche im Folgenden näher eingegangen werden soll. Das Intervallfasten soll zwar dafür sorgen, dass sich der Stress im Alltag und im Körper minimiert, bei falscher Anwendung können die Stresshormone aber auch verrücktspielen.

Da das Intervallfasten und das Fasten allgemein immer einer stringenten Vorgehensweise folgen, ist es in manchen Fällen auch ratsam, die Fastenkur mit einem Arzt abzusprechen. Die Risiken können so minimiert werden, vor allem dann, wenn beabsichtigt wird, das Intervallfasten regelmäßig in das eigene Leben zu integrieren. Ein letzter Punkt in diesem Kapitel soll sich damit beschäftigen, ob schwangere Frauen Risiken erwarten müssen, wenn sie das Kurzzeitfasten während der Schwangerschaft durchführen.

## Wann vom Intervallfasten abzuraten ist

Was für alle anderen Formen des Fastens gilt, ist auch auf das intermittierende Fasten anzuwenden. Alle Personen, die einen erhöhten Nährstoffbedarf haben, sollten nicht fasten, auch nicht kurzzeitig. Dazu gehören unter anderem Kinder, die sich noch im Wachstum befinden. Auch schwangeren Frauen wird das Intervallfasten nicht empfohlen, um die eigene Gesundheit beziehungsweise die des ungeborenen Kindes nicht unnötig zu beeinträchtigen und zu gefährden.

Das Gleiche gilt für Menschen, die stark untergewichtig sind. Auch sie haben einen höheren Nährstoffbedarf und sollten deshalb nicht intermittierend fasten. Eine weitere Risikogruppe sind Menschen, bei denen bestimmte Vorerkrankungen vorliegen. Hier kann sich das Intervallfasten als vorteilhaft erweisen, es kann aber auch negative Konsequenzen für die Gesundheit nach sich ziehen. Um auf Nummer sicher zu gehen, sollte hier mit einem Arzt abgeklärt werden, ob sich das intermittierende Fasten überhaupt eignet oder nicht.

Das Intervallfasten kann dazu führen, dass der Blutdruck gesenkt wird. Auch die Insulinsensitivität der Zellen erfährt beim Kurzzeitfasten in der Regel eine Verbesserung. Erkrankte Personen, die zur Senkung des Blutdrucks oder zur Reduzierung der Insulinresistenz bereits Medikamente einnehmen, sollten jedoch nicht auf eigene Faust intermittierend fasten. Je nach Gesundheitszustand sollten die Medikamente zuvor den Fastenzeiten angepasst werden. In manchen Fällen wird der Mediziner sogar ganz von dieser Fastenmethode abraten.

Außerdem sollten Personen mit Vorerkrankungen wissen, dass es nicht mit einem Gang zum Arzt getan ist. Gerade wenn man auf verschiedene Medikamente angewiesen ist, kann sich der gesundheitliche Zustand jederzeit verändern. Das Intervallfasten trägt ebenfalls seinen Teil zur Veränderung der Gesundheit bei. Wer also bereits krank ist und dennoch intermittierend fastet, muss sich über diesen Zeitraum immer medizinisch betreuen lassen, um eventuelle Risiken ausschließen zu können. Auch wenn das Intervallfasten Diabetes-Erkrankungen vorbeugen beziehungsweise verschiedene Begleiterscheinungen lindern kann. Wer bereits an Diabetes leidet, darf auf keinen Fall ohne eine engmaschige medizinische Kontrolle fasten. Der Blutzuckerspiegel muss fortwährend kontrolliert werden. Vor allem wenn entsprechende Medikamente eingenommen werden, kann das Intervallfasten für Diabetiker auch schwerwiegende Risiken mit sich bringen. Da der Blutzuckerspiegel beim Fasten sinkt, können die Blutzuckerwerte lebensbedrohlich abfallen. Jeder Diabetiker sollte hier eigenverantwortlich vorgehen und den behandelnden Arzt nicht außenvorlassen. Sollte im Zuge der Behandlung festgestellt werden, dass das Intervallfasten nicht geeignet ist, sollte man sich für eine andere Lebensform oder Ernährungsweise entscheiden.

Diesen Personengruppen wird von Intervallfasten abgeraten:

- Kinder, die sich noch im Wachstum befinden
- Frauen in der Schwangerschaft sowie in der Stillzeit
- Personen, die an einer Essstörung leiden
- Menschen, die zu Depressionen neigen
- Diese Personengruppen sollten sich beraten respektive medizinisch betreuen lassen:
- Personen, die Medikamente einnehmen
- Menschen, die an einer Diabetes-Erkrankung leiden
- Menschen mit Blutdruckproblemen

Gehörst du selbst nicht zu einer der eben aufgezählten Risikogruppen, dann spricht an sich nichts gegen das Intervallfasten. Dennoch findet eine Umstellung im Körper statt, weshalb es auch zu Nebenwirkungen kommen kann. Vor allem zu Beginn der Fastenzeit treten bei einigen verschiedene Symptome auf. Dazu zählen neben Müdigkeit auch Abgeschlagenheit oder Mundgeruch. Auch was die Ausschüttung der Stresshormone während der Fastenzeit angeht, kann es Risiken geben.

# Intervallfasten und Stresshormone

Während der Fastenzeit, egal ob kurzzeitig oder langfristig, schüttet der Körper vermehrt Stresshormone aus. Das hat in der Regel auch einen positiven Effekt. Durch diese erhöhte Hormonausschüttung können Reserven im Körper gebildet werden. Diese lassen sich dann dazu nutzen, das Immunsystem zu stärken. Man wird sogar stressresistenter und das Risiko, an bestimmten Krankheiten zu leiden, sinkt. Möglich ist das aber nur, wenn es sich ausschließlich um positive Stresshormone handelt. Befindet sich der Körper bereits in einem gestressten Zustand, dann kann diese vermehrte Ausschüttung auch zu negativen Folgen führen und birgt gewisse Risiken. Der negative Stress wirkt sich dann nicht nur auf den Körper schlecht aus, sondern auch auf die geistige Verfassung. Wer diesen Aspekt missachtet, der erreicht mit dem Intervallfasten genau das Gegenteil. Aus dem Stressabbau wird dann immer mehr Stress, der dann unweigerlich zu physischen oder psychischen Erkrankungen führt.

## Risiken mindern: Das Intervallfasten mit einem Arzt absprechen

Das Intervallfasten zählt zu den Fastenformen, die in Eigenregie durchgeführt werden können. Du musst also weder einen Fastenarzt aufsuchen noch einen Aufenthalt in einer Fastenklinik buchen. Es schadet jedoch nicht, den Fastenwunsch mit einem Arzt abzuklären, vor allem, wenn bestimmte Voraussetzungen gegeben sind. Gerade als Fastenanfänger kann man beim intermittierenden Fasten viele Fehler machen. Es kann beispielsweise zu einer fehler- oder mangelhaften Ernährung kommen und der Erfolg der Methode rückt in weite Ferne. Hier schadet es nie, die genaue Vorgehensweise mit einem Arzt abzusprechen. Dieser kann dann auch helfend zur Seite stehen, sollten beim Kurzzeitfasten etwaige Nebenwirkungen auftreten.

Wer sich bereits in medizinischer Behandlung befindet und zudem Medikamente einnehmen muss, dem wird dringend empfohlen, das intermittierende Fasten mit einem Arzt abzusprechen. Die Veränderungen im Stoffwechsel in der Fastenzeit können sich nämlich auch direkt auf die Einnahme und Wirkungsweise von Medikamenten auswirken. Mit einem Arzt ist abzuklären, ob die Medikation eventuell eine Anpassung benötigt. Es gibt zwar einige Belege dafür, dass sich das Kurzzeitfasten positiv auf die Gesundheit von Herz und Kreislauf auswirkt. Diese Belege sind jedoch keineswegs ausreichend und zudem verlaufen derartige Erkrankungen stets individuell. Ein Gespräch mit einem Arzt ist also dringend notwendig.

Das Gleiche gilt, wenn eine Krebserkrankung oder Nervenkrankheit vorliegt.

## Intervallfasten in der Schwangerschaft: Gibt es Risiken?

Da in den vorangegangenen Abschnitten bereits erläutert wurde, dass schwangere Frauen eine der Risikogruppen darstellen, sollten diese Frauen mit dem Intervallfasten warten, bis Schwangerschaft und Stillzeit vorbei sind. Während der Schwangerschaft benötigt der weibliche Körper mehr Nährstoffe. Da beim intermittierenden Fasten eben auch auf die fortwährende Nahrungsaufnahme verzichtet wird, kann eine ausreichende Nährstoffversorgung von Mutter und Kind nicht mehr gewährleistet werden.

Es muss aber auch gesagt werden, dass zu diesem Thema keine ausreichenden Forschungsergebnisse vorliegen. Fasten wird Frauen in Schwangerschaft und Stillzeit generell nicht empfohlen. Deshalb ist auch nicht zu erwarten, dass es mittelfristig entsprechende Untersuchungen gibt. Möchte eine schwangere Frau auf Nummer sicher gehen, dann sollte sie während dieser Zeit lieber nicht fasten, auch nicht kurzfristig.

Auch wenn Schwangere zumeist deutlich zunehmen, das Gewicht lässt sich auch auf andere Weise wieder reduzieren. Vielmehr sollte man während der Schwangerschaft auf eine vollwertige Kost setzen, damit es Mutter und Fötus an nichts fehlt. Nach der Stillzeit kann dann der eigene Körper wieder in den Vordergrund rücken. Das Risiko beim Intervallfasten während der Schwangerschaft liegt also darin begründet, dass es nicht genügend erforscht wurde. Deshalb raten Frauenärzte und andere Fachleute davon ab.

# 10. Intervallfasten bei verschiedenen Vorerkrankungen

Wie bereits erwähnt, wird vom intermittierenden Fasten bei verschiedenen Vorerkrankungen teilweise oder ganz abgeraten. Besondere Vorsicht ist daher auch bei Migräne und Diabetes geboten.

## Intervallfasten und Migräne: Folgen und Risiken

Bei einer vorliegenden Migräneerkrankung ist an sich von Intervallfasten abzuraten. Der Körper sollte aufgrund der vorhandenen Schwächung zwingend mit Nährstoffen versorgt werden. Es ist also ratsam, keine Mahlzeit auszulassen. Bei Migräne ist es besonders wichtig, dass die Nervenzellen mit Energie versorgt werden. Das geschieht in der Regel durch die regelmäßige Einnahme der Mahlzeiten. Es bleibt aber auch anzumerken, dass Intervallfasten bei einer vorliegenden Migräneerkrankung noch nicht ausreichend erforscht wurde, weshalb hier auch keine verlässliche Aussage über eventuelle Risiken getroffen werden kann.

Es gibt Forschungsansätze, die davon ausgehen, dass das Auslassen einer Mahlzeit oder unregelmäßiges Essen eine Migräneattacke erst auslösen. Dies führen die Forscher darauf zurück, dass der Blutzuckerspiegel während der Fastenzeit sinkt.

Wie bei allem gibt es aber auch gegensätzliche Ansätze. Es gibt demnach also auch erste Studien, die besagen, dass das intermittierende Fasten ein wirksames Mittel bei der Migränetherapie ist. Im Jahre 1990 wurde eine Studie an 400 Personen durchgeführt. Bei dieser kam heraus, dass die Migränesymptome durch das gezielte Intervallfasten eine Linderung erfahren haben. Allerdings waren die Forschungsergebnisse seinerzeit so unterschiedlich wie die Probanden selbst. Einige Teilnehmer der Studie gaben an, dass sie ab dem dritten Fastentag für ein halbes Jahr beschwerdefrei waren. Andere berichteten, dass die Symptome vor allem zu Beginn der Fastenzeit stärker ausgeprägt waren. Diese Studie wurde seinerzeit unter strenger ärztlicher Aufsicht in einer speziellen Fastenklinik durchgeführt und kann deshalb nicht eins zu eins auf den Normalbürger übertragen werden. Es gibt jedoch einige grundsätzliche Dinge, an denen sich Migränepatienten orientieren können.

Zum einen sollte das intermittierende Fasten nur unter ärztlicher Kontrolle durchgeführt werden. Zweitens ist zu beachten, dass das Frühstück für Migränepatienten essenziell ist. Sollte die Entscheidung also auf das Intervallfasten fallen, sollte eine andere Mahlzeit weggelassen werden, um eine ausreichende Fastenzeit zu erreichen. Außerdem sollten Migränepatienten lange Hungerphasen vermeiden. Hier ist eine Methode des Intervallfastens zu wählen, die den körperlichen Bedürfnissen gerecht wird. Zudem sollten an Migräne leidende Menschen nicht vergessen, dass es sich bei Intervallfasten um ein ganzheitliches Konzept handelt. Die Migränebeschwerden werden also keine Linderung erfahren, wenn der Umgang mit dem eigenen Körper und somit auch mit der Ernährung nicht bewusst erfolgt.

Migränepatienten sollten zudem den richtigen Zeitpunkt wählen. Da zu Beginn der Fastenzeit beim intermittierenden Fasten mehr Stresshormone ausgeschüttet werden, können auch Symptome wie Kopfschmerzen auftreten. Man sollte also einen Zeitpunkt wählen, an welchem man sich gesund und ausgeglichen fühlt und das Risiko so geringer ist, eine Kopfschmerzattacke zu bekommen.

## Intervallfasten und Diabetes

Bei einer Diabetes-Erkrankung kommt es maßgeblich darauf an, dass der Insulinspiegel nicht auf ein lebensbedrohliches Niveau sinkt. Ob sich das Intervallfasten bei einer Diabetes-Erkrankung empfiehlt, lässt sich pauschal nicht sagen. Es steht jedoch fest, dass es niemals ohne ärztliche Absprache und Kontrolle erfolgen sollte. Vor allem wenn bereits entsprechende Medikamente eingenommen werden, kann das intermittierende Fasten bei einer vorliegenden Diabetes-Erkrankung auch Gefahren mit sich bringen.

Es gibt zu diesem Thema zahlreiche Studien. Viele besagen, dass die Symptome eine Linderung erfahren. Relativ junge Studien gehen sogar davon aus, dass intermittierendes Fasten für eine Heilung der Krankheit verantwortlich zeichnen kann. Diese Forschungen legen die Annahme zugrunde, dass die Zellen in der Bauchspeicheldrüse durch Intervallfasten wieder so umprogrammiert werden, dass die Insulinproduktion wieder gelingt. Ausreichend erforscht wurden diese Ansätze jedoch noch nicht. Die meisten Studien werden Diabetiker jedoch erfreuen. Dabei spielt es auch keine Rolle, ob jemand an Diabetes Typ-1 oder am Typ-2 leidet. In den USA gab es die meisten Forschungen zu diesem Thema. Selbst funktionsunfähige Zellen in der Bauchspeicheldrüse konnten nach kurzer Fastenzeit wieder regeneriert werden und Insulin produzieren.

Wichtig ist nur, dass der an Diabetes Leidende bestimmten Fastenregeln folgt. Nach der Fastenphase ist die Nahrungsaufnahme umgehend wieder zu normalisieren, damit der Blutzuckerwert keine gefährlichen Wendungen nimmt. Andere Untersuchungen besagen, dass Diabetiker nur an fünf Tagen im Monat auf Nahrung verzichten müssen, um die Krankheit zu heilen. Verlässliche Ergebnisse sind das alles nicht.

Ein Diabetiker sollte niemals ohne einen Fastenarzt intermittierend fasten. Auch hängt der Erfolg immer davon ab, wie weit die Krankheit bereits fortgeschritten ist und wie sich der Betroffene insgesamt ernährt.

# 11. Intervallfasten als Diät: Warum eignet es sich?

Viele Diäten versprechen, dass du in kurzer Zeit viele Kilos verlieren kannst, ohne dabei hungern zu müssen. Dabei erhebt jede Diät natürlich den Anspruch, die beste und wirksamste zu sein. Keine dieser Lösungen lässt sich jedoch dauerhaft anwenden, weshalb sich der Jo-Jo-Effekt wieder und wieder einstellt.

Beim Intervallfasten ist es anders. Hierbei handelt es sich um eine wirksame Methode zum Abnehmen, die sich zudem dauerhaft durchhalten lässt. Deshalb schwören nicht nur Anwender darauf, sondern auch Experten sind vom intermittierenden Fasten überzeugt. Viele Mediziner geben zu bedenken, dass es in vielen Fällen zu Übergewicht kommt, weil wir zwischendurch irgendwelche Snacks essen. Dabei handelt es sich zumeist um ungesunde Nahrungsmittel. Beim Intervallfasten wird auf die Pausen zwischen den Mahlzeiten ein gesteigerter Wert gelegt. Das Snacken zwischendurch fällt also weg. Bei dieser Fastenmethode lernt man wieder zwischen Appetit und Hunger zu unterscheiden. Appetit ist ein psychologisches Phänomen, das ausschließlich im Kopf entsteht. Meistens essen die Menschen dann, weil sie denken, sie müssten etwas essen. Hunger hingegen hat physiologische Ursachen und ist tatsächlich vorhanden. Wenn man Hunger hat, dann sollte man auch Nahrung zu sich nehmen.

Ob du Appetit oder Hunger hast, kannst du an verschiedenen Faktoren erkennen, die alle körperlicher Natur sind. Wenn du Hunger hast, fühlst du dich unwohl und beginnst zu frieren. Auch ein Gefühl der Schlappheit oder Gereiztheit gehören zu den Symptomen, die im Zusammenhang mit einem auftretenden Hungergefühl zu nennen sind. Der Hunger symbolisiert dir also, dass du Nahrung brauchst. Der Appetit ist nur ein Entscheidungsträger dafür, welche Nahrung du zu dir nimmst. Erfahrungsgemäß fällt es den meisten

Menschen schwer zu unterscheiden, ob sie Hunger oder Appetit haben. Appetit wird von den Sinnen gemacht. So kann man zum Beispiel Appetit verspüren, obwohl schon gar kein Hunger mehr vorhanden ist. Das ist etwa vor einem leckeren Dessert der Fall oder, wenn auf einem Weg eine Eisdiele mit köstlichen Eissorten liegt.

Das Intervallfasten kann dir auf jeden Fall dabei helfen, bewusst und gezielt Essenspausen einzulegen. Ungesunde Snacks gehören dann schnell der Vergangenheit an. Wie bereits in vorherigen Abschnitten erläutert, kurbelt das intermittierende Fasten die Fettverbrennung auf eine einzigartige Art und Weise an. Die Insulinausschüttung des Körpers erfolgt kontrollierter. Durch die bewussten Essenspausen nimmst du automatisch weniger Kalorien zu dir. Der Blutzuckerspiegel erhält somit die Möglichkeit, sich in einem natürlichen Rahmen zu bewegen. Der Körper kann neue Zellen aktivieren und regeneriert sich. Er besinnt sich also wieder auf das Wesentliche. Er schüttet nicht Unmengen an Insulin aus, um Energie zu erhalten. Vielmehr greift er auf seine Fettreserven zurück und nutzt diese für die Energiegewinnung. Dadurch stellt sich der Abnehmeffekt fast von allein ein.

Ein weiterer Grund, der für das intermittierende Kurzzeitfasten als Diätform spricht, ist die Verbesserung des Stoffwechsels. Blutzucker- und Cholesterinwerte stellen sich verbessert dar. Zudem erhöht sich durch die gezielten Essenspausen die Konzentrationsfähigkeit.

# Intervallfasten versus andere Diätformen: Ein kurzer Überblick

Ob das Intervallfasten für dich als Diätform infrage kommt, erkennst du auch, wenn du es mit anderen Diätmethoden vergleichst. Dies soll im folgenden Abschnitt kurz geschehen. Ob das Intervallfasten nun besser als andere Diäten ist, liegt natürlich immer im Auge des Betrachters. Auch hierüber herrschen verschiedene Expertenmeinungen vor. Feststeht zumindest, dass das Intervallfasten als langfristige Methode zum Abnehmen und gesund leben geeignet ist. Andere Diäten beziehen sich auf den Zeitraum des Abnehmens und können im Nachhinein völlig nutzlos sein. Das intermittierende Fasten hingegen ist ein ganzheitlicher Ansatz, der auch noch hilfreich angewendet werden kann, wenn die eigentliche Phase des Abnehmens bereits vorüber ist.

Es gibt bislang wenige aussagekräftige Studien zum Intervallfasten. Deshalb ist auch immer noch stark umstritten, inwieweit diese Diätmethode positiver wirkt als andere. Verblüffend sind jedoch die Ergebnisse, die bislang aus den Untersuchungen hervorgehen. So wirkt sich das Intervallfasten ungemein positiv auf die Stoffwechselgesundheit aus. Diese oder ähnliche Ergebnisse konnten bei anderen Diäten nicht erzielt werden, auch wenn es über diese weitaus mehr aussagekräftige Forschungsergebnisse gibt. Es gibt jedoch eine Studie, die die Befürworter des Intervallfastens staunen lässt. So ist zwar erwiesen, dass sich das Intervallfasten auf jeden Fall als Diät eignet, die Studie zeigt aber auch, dass es nicht unbedingt besser ist als andere Formen. An einem Forschungsinstitut in Heidelberg wurde eine Studie durchgeführt, an welcher 150 Menschen teilnahmen, die an Fettleibigkeit oder Übergewicht litten. Diese Probanden wurden über einen Zeitraum von einem Jahr untersucht. Um einigermaßen aussagekräftige Forschungsergebnisse zu erzielen, wurden die Teilnehmer der Studie, die auch Helena-Studie genannt wird, per Zufallsprinzip in drei Gruppen eingeteilt. Ein Drittel der Studienteilnehmer musste sich über einen Zeitraum von 12 Wochen nach einer herkömmlichen Reduktionsdiät ernähren. Die tägliche Kalorienzufuhr wurde um bis zu 20 % gesenkt. Die zweite Gruppe der Probanden probierte über den gleichen Zeitraum die 5:2-Methode des Intervallfastens aus. In dieser Zeit wurde an fünf Tagen der Woche gegessen, an zwei Tagen gefastet. Auch hier wurde Wert darauf gelegt, dass die Kalorienzufuhr um bis zu 20 % gesenkt wurde. Die dritte Gruppe der Untersuchungsteilnehmer war die sogenannte Kontrollgruppe. Diese Gruppe verfolgte kein spezielles Diätziel. Dennoch wurden die Angehörigen dieser Gruppe dazu angehalten, sich ausgewogen und gesund zu ernähren.

Nach dieser 12-wöchigen Diätphase beobachteten die Forscher die Studienteilnehmer und deren Gesundheitszustand noch für 38 weitere Wochen. Alle Veränderungen, Verbesserungen oder Verschlechterungen wurden sorgfältig dokumentiert und anschließend ausgewertet. Das Ergebnis der Helena-Studie war gleichermaßen überraschend wie ernüchternd. Es wurde festgestellt, dass beide Formen, also die herkömmliche Reduktionsdiät und das Intervallfasten nach der 5:2-Methode den gleichen Effekt auf die Gesundheit der Probanden hatten. Beide Gruppen konnten berichten, dass sich das Gewicht reduziert hatte. Zugleich ging die

Bildung von Bauchfett zurück. Auch Fettablagerungen in der Leber stellten sich bei beiden Gruppen reduziert dar.

Auch wenn die Helena-Studie jetzt nicht dazu beigetragen hat, dass die Intervallfastenmethode das Nonplusultra beim Abnehmen ist. Sie ist auf jeden Fall nicht schlechter als eine ausgewogene Reduktionsdiät. Die Studienteilnehmer wurden übrigens auch nach ihrem Befinden befragt. Hier kann das intermittierende Fasten wieder deutlich punkten. So fällt es vielen Menschen leichter, an zwei Tagen in der Woche diszipliniert zu essen und auf die Nahrungsaufnahme zu achten, als täglich Kalorien zählen zu müssen. Das Intervallfasten ist laut den Befragten die ungezwungenere Form der Diät.

Aber egal, ob Reduktionsdiät oder Intervallfasten, es gilt: Nach der Diät geht es erst richtig los. Beide Formen können nur langfristig erfolgreich sein, wenn nach der Diät bzw. nach der Fastenzeit eine Ernährungsumstellung auf eine gesunde und ausgewogene Ernährung erfolgt.

# 12. Die häufigsten Fehler beim Intervallfasten

N un weißt du also, dass das Intervallfasten viele positive Effekte auf deine körperliche Gesundheit haben kann. Zum einen lassen sich schneller Abnehmerfolge erzielen. Zweitens wird dein Wohlbefinden eine Besserung erfahren. Drittens wirkt sich das intermittierende Fasten positiv auf die Befindlichkeit deines Blutzuckerspiegels aus. Das klingt alles gut und schön. Dennoch gibt es noch etwas, das du wissen solltest. Wie beim Fasten generell und bei anderen Diätformen kannst du auch beim Intervallfasten verschiedene Fehler machen, die du unbedingt vermeiden solltest. Auf fünf der wesentlichen Fehler soll im Folgenden eingegangen werden. Wenn du diese Dinge beim Kurzzeitfasten berücksichtigst, steht einem Erfolg mit der Methode nichts mehr im Wege.

## Wenn die Ziele zu hoch gesteckt werden

Die meisten Diäten scheitern daran, dass es der Körper mit einer extremen Umstellung zu tun bekommt. Diese bezieht sich nicht nur auf die Ernährung. Auf deinen kompletten Lebenswandel kann sich eine Diät in irgendeiner Art und Weise auswirken. Diese Gefahr besteht natürlich auch beim Intervallfasten. Wie bei allen anderen Diäten auch gilt: Fange lieber langsam an. Du kannst nur verlieren, wenn du dir die falschen Ziele steckst. Falsche Ziele sind in diesem Zusammenhang zu hohe Ziele.

Das intermittierende Fasten bietet dir jedoch entsprechende Möglichkeiten. Es kommt auf die Wahl des Intervalls an. So könntest du zum Beispiel damit anfangen, dass du 12 Stunden fastest und die andere Hälfte des Tages Nahrung zu dir nimmst. Versuche nicht sofort, diesen Plan ohne Wenn und Aber durchzuführen. Höre lieber auf deine innere Stimme. Wenn du dich dabei unwohl fühlst, solltest du dich für ein anderes Intervall entscheiden. Vielleicht merkst du aber auch, dass du deiner Zielsetzung mit dem Kurzzeitfasten nicht näherkommst. Dann solltest du vielleicht nach einer anderen Diätform Ausschau halten.

## Das Intervallfasten muss zu deinem Lebensstil passen

Die Theorie des Intervallfastens basiert auf verschiedenen Methoden. Deshalb solltest du dir das Intervall, nach welchem du fasten möchtest, auch wohl überlegen und gezielt aussuchen. Das intermittierende Fasten wird sich nicht als erfolgreich herauskristallisieren, wenn du dich für ein Intervall entscheidest, welches nicht zu deinem Lebensstil passt.

Wie du dich für das richtige Intervall entscheiden kannst, soll kurz anhand der 16-8-Methode erklärt werden. Bei dieser Methode fastest du 16 Stunden am Tag, während du in der übrigen Zeit Nahrung zu dir nehmen kannst. Gehörst du ohnehin zu den Menschen, denen das Frühstück nicht so wichtig ist, dann eignet sich diese Variante des Intervallfastens auf jeden Fall für dich. Mitten am Tag kannst du ausgiebig essen, währenddessen du die Zeit um die Nachtruhe für die Fastenzeit nutzen kannst. Würdest du dich eher als Nachteule bezeichnen, dann ist dir der Mitternachtssnack wahrscheinlich sehr wichtig. Dann solltest du dich lieber für ein anderes Intervall entscheiden.

Ebenso verhält es sich bei der 5:2-Methode. Hier geht es darum, an zwei Tagen in der Woche zu Fasten. Auch diese Methode ist nicht für jeden Menschen gleich gut geeignet. Hast du etwa einen stressigen Arbeitsalltag, dann kommt es wesentlich auf die regelmäßige Einnahme von Mahlzeiten an. Dein Körper muss dann ausreichend mit Energie versorgt werden, um Leistung bringen zu können. Auch hier sollte die Wahl dann eher auf eine andere Methode des intermittierenden Fastens fallen.

## Zu viel oder zu wenig essen

Einer der häufigsten Fehler, welchen Intervallfastende begehen, ist das falsche Essen. Entweder wird zu viel gehungert oder man isst zu viel. Ist die Fastenzeit vorbei, beginnt die Phase des Essens. Jetzt sollte das Stoppschild vor deinem inneren Auge aufleuchten. Du darfst beim intermittierenden Fasten zwar essen, was du möchtest, das bedeutet jedoch nicht, dass du alles Erdenkliche in dich hineinstopfen kannst. Die Energiebilanz sollte sich also immer in einem gesunden Gleichgewicht befinden. Welche Lebensmittel nun die richtigen sind, kannst du dabei auch von deinem eigenen Geschmack abhängig machen. Damit du jedoch kontrollierter isst, solltest du die Mahlzeiten nach der Fastenphase ausgiebig genießen. Kau dafür jeden Bissen mehrere Male und erfreue dich daran, dass es dir so gut geht und dass du so gut essen kannst.

Natürlich spielt die Wahl der Lebensmittel eine entscheidende Rolle, wenn es um den nachhaltigen Erfolg des Intervallfastens geht. Du solltest dafür sorgen, dass du ausschließlich gesunde Lebensmittel zu dir nimmst. Setze bei der Zusammenstellung deines Speiseplans auf viel frisches Obst und Gemüse. Auch Vollkornpasta macht satt und ist als gesundes Nahrungsmittel einzuordnen. Ebenso kannst du natürliche Reisprodukte auf gesunde Art und Weise in deinen Ernährungsplan integrieren.

Beim intermittierenden Fasten ist es jedoch auch wichtig, dass du dich ausreichend ernährst. Wenn du zu wenig Nahrung zu dir nimmst, kann das negative Auswirkungen haben. Wird der Körper nicht genügend mit Nährstoffen versorgt, verlangsamt sich dein Stoffwechsel. Für deinen Körper heißt das dann, dass er Muskelmasse abbauen möchte. Muskeln sind jedoch sehr wichtig, wenn es dir darum geht, ein paar Pfunde zu verlieren. Umso mehr Muskeln dein Körper aufweist, umso höher ist der Kalorienverbrauch. Das gilt auch dann, wenn sich dein Körper wie beim Intervallfasten im Ruhezustand befindet.

Den Erfolg dieser Fastenmethode hast du also selbst in der Hand. Zum einen, wenn du dich für die richtigen Lebensmittel entscheidest. Zum anderen, wenn du darauf achtest, dass du dich ausgewogen und ausreichend ernährst. Iss also nicht zu wenig oder zu viel. Um optimale Erfolge mit dieser Fastenmethode zu erzielen, empfiehlt es sich zudem, zusätzlich ein entsprechendes Krafttraining zu betreiben.

# Auf die richtigen Lebensmittel kommt es an

Wie im vorherigen Abschnitt beschrieben, kommt es auf die Wahl der Lebensmittel an, die du nach der Fastenphase zu dir nimmst.

Du solltest dich für gesunde Nahrungsmittel entscheiden. Vergiss nie, dass der liebe Gott kleine Sünden sofort bestraft. Das bedeutet nicht, dass du allen sündhaften Lebensmitteln künftig entsagen musst. Es geht aber auch beim intermittierenden Fasten darum, das richtige Maß zu wahren. Ungesunde Snacks sollten die Ausnahme bleiben, also keineswegs zur Regel werden. Ansonsten brauchst du dich auch nicht zu wundern, dass die Zahl auf der Waage immer größer wird. Intervallfasten kann nur zu einem Abnehmerfolg führen, wenn es eng im Zusammenhang mit gesunden Lebensmitteln steht. Gesunde Lebensmittel sind vor allem frisches Obst und Gemüse. Diese Zutaten kannst du in frischen Salaten oder gesunden Suppen verarbeiten. Bei den Beilagen solltest du verstärkt auf Vollkornprodukte setzen. Diese haben auch einen sättigenden Effekt und schmecken genauso gut. Sie sind aber deutlich gesünder als die so genannten schnellen Kohlenhydrate.

## Auf ausreichend Flüssigkeit achten

Geht es um die Themen gesunde Ernährung allgemein oder um das Abnehmen speziell, dann bekommst du vor allem eines zu hören: Du musst noch mehr trinken. Empfohlen werden auch beim intermittierenden Fasten 2 bis 3 Liter am Tag. Es sollte sich dabei jedoch nicht um ungesunde zuckerhaltige Getränke wie Cola oder Limonade handeln. Vielmehr solltest du auf reichlich Wasser und gesunde Kräutertees setzen. Eine ausreichende Flüssigkeitszufuhr hat dabei gleich mehrere positive Effekte auf den Körper und dein Abnehmziel. Durch die Flüssigkeit verringert sich unter anderem dein Hungergefühl. So hilft dir eine ausreichende Trinkmenge auch dabei, überflüssige Pfunde loszuwerden.

# 13. Fehler beim Intervallfasten vermeiden – so geht's

Nun weißt du, welche Fehler du beim Intervallfasten machen kannst. Im folgenden Abschnitt soll dir verraten werden, wie du diese und andere typische Fehler vermeiden kannst.

## Stelle dich langsam um

Wenn du keine Fehler beim Intervallfasten machen möchtest, dann solltest du natürlich versuchen, die Punkte aus dem vorangegangenen Kapitel zu berücksichtigen. Wichtig ist, dass du nicht zu viel von dir erwartest. Oft passiert es, dass ehrgeizige Diätziele schnell erreicht werden sollen. Manche Menschen begehen daher den Fehler, zu schnell auf das intermittierende Fasten umzusteigen. Isst du beispielsweise bislang fünf Mahlzeiten am Tag, dann werden weder du noch dein Körper sich in kurzer Zeit darauf einstellen können, plötzlich keine Mahlzeit mehr am Tag zu essen. Sinnvoller ist es, wenn du die Anzahl der täglichen Mahlzeiten bereits anpasst, bevor du mit dem Intervallfasten beginnst. Reduziere die Anzahl der Mahlzeiten Stück für Stück, bis du bei zwei oder drei Mahlzeiten am Tag angekommen bist. Dann wirst du nicht so schnell in die Verlegenheit kommen, eine plötzliche Hungerattacke zu erleiden, und die gesamte Fastenkur gestaltet sich erfolgreicher.

## Verliere den Blutzuckerspiegel nicht aus den Augen

Eine weitere Fehlerquelle, die du beim Kurzzeitfasten ganz einfach vermeiden kannst, ist die Missachtung deines Blutzuckerspiegels. Dieser ist bei dieser Fastenmethode durchaus wichtig, weshalb du ihn immer im Auge behalten solltest, übrigens auch, wenn du kerngesund bist. Stellst du deine Ernährung in der Fastenzeit zu schnell um, dann riskierst du, dass der Blutzuckerspiegel rasant absinkt. Das ist nicht nur für Diabetiker äußerst gefährlich, sondern kann auch gesunden Menschen passieren. Auch für diese sind unangenehme Folgen damit verbunden. Stellst du typische Symptome fest, die im Zusammenhang mit einer Unterzuckerung stehen, dann ist ein Gegensteuern dringend erforderlich. Zu diesen zählen Kopfschmerzen, Sehstörungen, starker Hunger, Schwindelgefühl, Schwitzen, plötzliches Herzrasen oder Zittern.

## Entscheide und handle bewusst

Es ehrt dich, wenn du das Ziel hast, ein paar Kilo abzunehmen und dich fortan gesünder zu ernähren. Der liebe Gott hat die Welt jedoch auch nicht an einem Tag erschaffen. Dies soll bedeuten, dass du dir für das intermittierende Fasten selbst, aber vor allem für die Umstellung der Ernährung ausreichend Zeit nehmen musst. Es kann sein, dass die erste von dir gewählte Fastenmethode nicht gleich die richtige ist. Dann kann es natürlich auch etwas länger dauern, bis sich der gewünschte Erfolg einstellt. Wenn du dir von vornherein nicht zu viel vornimmst und dir realistische Ziele setzt, die du auch tatsächlich erreichen kannst, dann bist du nicht allzu enttäuscht, wenn es nicht gleich so funktioniert.

Zu viel zu wollen bezieht sich in diesem Zusammenhang nicht ausschließlich auf die Ernährung. Die meisten Menschen beginnen im Zuge einer Diät auch damit, sich wieder verstärkt sportlich zu betätigen. Gegen regelmäßiges Sporttreiben ist auch nichts einzuwenden. Du solltest aber auch hier langsam vorgehen. Das sportliche Pensum ist stückweise zu steigern. Es ist zudem empfehlenswert, wenn du mit dem Training schon beginnst, bevor du mit der eigentlichen Fastendiät anfängst. Dann hat es dein Körper später leichter, sich umzustellen und sich an die Fastenphasen und die körperliche Bewegung zu gewöhnen. Gehe also einen Schritt nach dem anderen und stecke dir erst neue Ziele, wenn du ein Ziel erreicht hast.

## Achte auf deine Flüssigkeitszufuhr

Wie im vorangegangenen Abschnitt beschrieben, gehört eine zu geringe Flüssigkeitsaufnahme zu den häufigsten Fehlern, die Menschen beim Intervallfasten begehen. Auch diesen Punkt kannst du schon vor dem Beginn deiner Diät in Angriff nehmen. Frage dich schon jetzt, wie viel du am Tag eigentlich trinkst. Ist die Menge ausreichend oder sollte es noch mehr sein? Frage dich außerdem, welche Getränke du eigentlich zu dir nimmst. Trinkst du sie nur, weil sie dir schmecken, oder steckt mehr dahinter? Wenn du frühzeitig damit beginnst, regelmäßig und viel zu trinken, dann wirst du schnell bemerken, dass Wasser oder Kräutertee den Durst genauso löschen wie süße Limonaden. Außerdem sind Tees und Wasser natürlich auch deutlich gesünder.

Beim Intervallfasten verzichtest du schon für einige Zeit auf die Nahrungsaufnahme. Damit dir nicht schwindelig wird und der Blutzuckerspiegel nicht rapide absinkt, solltest du deine Flüssigkeitszufuhr dann im Griff haben. Du wirst feststellen, dass sich viel trinken in mehrfacher Hinsicht positiv auswirkt. Du fühlst dich fit, bist wach und leistungsfähig und kannst dich besser konzentrieren. Zudem sorgt regelmäßiges und ausreichendes Trinken auch noch dafür, dass du nicht so häufig Hunger haben wirst. Viel trinken lohnt sich also immer, egal, ob du intermittierend fastest oder nicht.

## Zu viel trinken ist auch nicht gut

Meistens hörst du in deinem Leben immer nur, dass du deutlich zu wenig trinkst. Da ist es kaum vorstellbar, dass man auch zu viel trinken kann. Diesen Fehler begehen jedoch viele Menschen im Rahmen des Intervallfastens. Übermäßiges Trinken kann nicht nur gefährlich sein, sondern unter Umständen sogar tödlich enden. So gab es Fälle, bei denen zu viel Wasser zum Anschwellen des Gehirns geführt hat. Diese Menschen haben ihr übertriebenes Trinkverhalten in manchen Fällen sogar mit dem Tod bezahlt. Ausreichend zu trinken, heißt nicht, immens große Mengen zu trinken. Trinkst du zwischen zwei und drei Liter am Tag, dann ist das vollkommen ausreichend, auch beim Intervallfasten. Mehr ist eben nicht immer auch gleich besser.

## Wie sieht es mit Junkfood aus?

Dass Junkfood zu den ungesunden Lebensmitteln gehört, ist den meisten klar. Egal, ob du gerade fastest oder nicht, diese Lebensmittel wirken sich immer negativ auf den Körper aus, vor allem, wenn sie in großen Mengen verzehrt werden. An sich spielt es beim intermittierenden Fasten keine Rolle, mit welchen Nahrungsmitteln du deinen Kalorienbedarf während der Essensphasen abdeckst. Das ist jedoch keineswegs als Freibrief anzusehen. Ungesunde Lebensmittel, sogenanntes Junkfood, wirken sich natürlich trotzdem negativ auf die Gesundheit aus.

Der Verzicht auf Fast Food ist vor allem beim Fasten sehr wichtig. Es gibt schließlich nur kurze Phasen, in denen du Nahrung zu dir nehmen darfst. Der Vorrat muss eine Weile reichen, genau für die Zeit, in der Fasten angesagt ist. Genügend Energie nimmst du aber nicht zu dir, indem du Cola, Chips und Co. in dich hineinstopfst. Vielmehr solltest du auf gesunde Lebensmittel setzen, die nachhaltig im Körper vorhalten können. Auch auf das Abnehmen wird sich das gewiss positiv auswirken.

# Auf die richtige Nährstoffversorgung kommt es an

Damit der menschliche Körper funktioniert, ist er darauf angewiesen, dass du ihn mit allen wichtigen Nährstoffen versorgst. Dazu zählen die bekannten Makronährstoffe, Kohlenhydrate, Fette und Eiweiße. Genauso wichtig sind jedoch Vitamine, Mineralstoffe und Spurenelemente, die ebenfalls fester Bestandteil deiner Ernährung sein sollten.

Wer sich gesund ernährt, kann trotzdem unter einer übermäßigen oder unzulänglichen Nährstoffversorgung leiden. Das liegt unter anderem daran, dass die Böden, auf denen die Pflanzen wachsen, in den vergangenen Jahrzehnten an Nährstoffen verloren haben. Deshalb ist es beim Intervallfasten noch wichtiger, darauf zu achten, dass die Mahlzeiten ausgewogen sind und sämtliche Nährstoffe enthalten. Der Körper braucht diese unbedingt, sonst könnte er seine Stoffwechselprozesse nicht mehr zufriedenstellend und ordnungsgemäß erledigen.

Hierin liegt allerdings auch eine Gefahr. Stellt der Körper fest, dass ein Nährstoffdefizit vorliegt, dann interpretiert er das als Hunger. Gerade beim intermittierenden Fasten ist dieser Umstand nicht besonders förderlich. Wenn du dann Hunger verspürst und etwas isst, dann könnte die Fastenmethode weitaus weniger erfolgreich verlaufen.

Da genau diese Umstellung für den Körper nicht ganz einfach ist, solltest du vorsorgen. Am besten, indem du deine Speisen bewusst planst und zusammenstellst. So kannst du dir beim Einkaufen ruhig einmal etwas länger Zeit nehmen. Auf den meisten Verpackungen der Lebensmittel ist eine Auflistung der Inhaltsstoffe enthalten. Irgendwann bekommst du ein Gefühl dafür, was für den Körper wichtig ist und was nicht.

Damit dir der Umstieg auf die intermittierende Ernährungsweise jedoch nicht allzu schwerfällt, kannst du zusätzlich nahrungsergänzende Präparate einnehmen. Mineralstoffe und Vitamine werden hier besonders empfohlen. Wenn du dir nicht sicher sein solltest, ob du derartige Präparate auch verträgst, dann solltest du ein klärendes Gespräch mit einem Arzt führen.

# 14. Intervallfasten und seine Methoden

D a es beim Intervallfasten darum geht, dass du ein Intervall findest, das zu deinem Lebensstil passt, solltest du die einzelnen Methoden erst einmal genauer kennenlernen. In den folgenden Abschnitten soll auf einige Methoden des intermittierenden Fastens eingegangen werden. Dir wird erklärt, wie jede einzelne Methode funktioniert, was es dabei zu beachten gilt und was ihre Vor- beziehungsweise Nachteile sind.

## 14.1. Das Saftfasten

Die Fastenzeit beim Saftfasten kann unterschiedlich lange dauern. Man geht davon aus, dass der Diätwillige zwischen einem und acht Tage fastet. Während dieser Zeit darf ausschließlich flüssige Nahrung zugeführt werden. Du solltest beim Saftfasten vor allem viel Wasser und Kräutertee trinken. Kombinieren darfst du die Flüssigkeitsaufnahme mit Obst-und Gemüsesäften. Wie bei anderen Fastenmethoden auch, musst du deinen Körper auf das Saftfasten vorbereiten. So steht vor der eigentlichen Fastenzeit die so genannte Entlastungsphase. Dabei handelt es sich um einige Tage, wo du ausschließlich Reisprodukte und Rohkost zu dir nimmst.

Das Saftfasten ist weniger eine Diät im eigentlichen Sinne. Vielmehr wird es unter seinen Anhängern als ganzheitliches Konzept begriffen. Saftfasten hilft nicht nur dabei, ein paar Pfunde zu verlieren, sondern ist vielmehr eine Veränderung der Lebenseinstellung. Daher darfst du davon ausgehen, dass diese Fastenmethode sowohl körperliche als auch seelische Auswirkungen hat. In der heutigen Zeit wird das Saftfasten nahezu ausschließlich zum Abspecken angewendet. Eigentlich verstehen Anwender es aber als eine Art Selbsterfahrung. Das Saftfasten soll dir dabei helfen, den Körper zu entgiften und zu entschlacken. Außerdem sollst du lernen, deine

Gewohnheiten besser kennen zu lernen und diese gegebenenfalls entsprechend zu verändern. Alles läuft auf ein gesünderes Leben hinaus.

Das Saftfasten ist ein durchaus radikaler Ansatz, wenn es um das Abnehmen geht. Bei dieser Fastenmethode kannst du viele Pfunde in sehr kurzer Zeit verlieren. Es sind 3 bis 6 Kilogramm pro Woche möglich. Dieser hohe Gewichtsverlust kann erreicht werden, da die Flüssigkeiten, die du während der Fastenzeit zu dir nimmst, also Säfte oder Gemüsebrühe, kaum Energie liefern. Erfahrungsgemäß kommt es bei einer derartigen Diätform zu einem hohen Wasserverlust. Dieses Defizit wird nach Beendigung des Fastens jedoch schnell wieder aufgefüllt. Es ist sogar häufig so, dass die Pfunde dann wieder steigen. Oftmals ist die Zahl auf der Waage dann höher, als sie vor der Diät war. Zudem stehen zahlreiche wissenschaftliche Beweise noch aus. So ist aktuell nicht ausreichend belegt, dass das Saftfasten tatsächlich zur Entschlackung des Körpers beitragen kann.

Da ein möglicher Erfolg dieser Fastenmethode nicht mit ausreichenden wissenschaftlichen Beweisen fundiert untermauert werden kann, ist das Saftfasten nur bedingt empfehlenswert. Dennoch gibt es auch einige positive Aspekte, die an dieser Stelle genannt werden sollen. Das Saftfasten kann dich vor allem in seelischer Hinsicht bestärken. Wenn du dich dabei gut beraten lässt oder professionell in einer Gruppe an dieser Fastenmethode partizipierst, dann wirst du eine ganzheitliche Selbsterfahrung machen, von welcher du langfristig profitieren kannst. Bist du ein durchweg gesunder Mensch, dann kannst du auch eigenverantwortlich bis zu acht Tage am Stück das Saftfasten durchführen.

Die unzulänglichen wissenschaftlichen Befunde sind nur ein negativer Aspekt, den das Saftfasten mit sich bringt. So ist festzustellen, dass diese Fastenmethode zumeist nur einen kurzfristigen Effekt hat. Du verlierst zwar in sehr kurzer Zeit einige Kilos, musst dich aber nach der eigentlichen Fastenzeit erst noch auf die neue und gesunde Ernährung umstellen. Außerdem führst du bei dieser Diätform deinem Körper nicht alle essenziellen Nährstoffe zu, die er für seine Stoffwechselprozesse benötigt. So kann es schnell zu einem Eiweißmangel kommen. Liegt ein solches Defizit vor, dann fühlt sich dein Körper dazu angehalten, mit dem Abbau von Muskelmasse zu beginnen. Schnell passiert es dann mitunter, dass sich der Yo-Yo-Effekt einstellt.

# 14.2. Das 10in2-Fasten

Diese Methode des Intervallfastens folgt einem ganz bestimmten Konzept. An sich lässt sich diese Fastenmethode in zwei Stufen unterteilen. Anfänglich wird empfohlen, das Konzept für 21 Tage durchzuhalten. An einem Tag isst du dabei, was, wann und wie viel du möchtest. Am nächsten Tag fastest du hingegen. Diesen Rhythmus befolgst du immer im Wechsel, bis du auf die Dauer von 21 Tagen gekommen bist. An den Fastentagen darfst du keine festen Lebensmittel zu dir nehmen. Trinken darfst du zum Beispiel Wasser oder ungesüßten Kaffee oder Tee. Auch Gemüsebrühe darf getrunken werden.

Bei der 10in2-Variante handelt es sich um eine Fastenmethode, die dauerhaft, also lebenslang angewendet werden kann. Ihr wird sogar eine lebensverlängernde Wirkung nachgesagt. An den Fastentagen nutzt der Körper die eingelagerten Fettreserven für die Energiegewinnung. Zu sagen ist außerdem, dass diese Fastenmethode weitaus mehr ist, als nur eine herkömmliche Diät. Vielmehr bekommst du damit eine Lebensweise an die Hand gegeben, die dir langfristig etwas bringt. Man könnte auch sagen, dass die 10in2-Methode wie eine Anti-Aging-Kur wirkt. Sie ersetzt dabei chemische Präparate, die sonst zur Aufhaltung des Alterungsprozesses beitragen können. Sämtliche körperliche Prozesse sowie die Immunschutzfunktion stellen sich dauerhaft verbessert dar.

Wendest du diese Methode zur Gewichtsreduzierung an, dann wirst du schnell feststellen, dass sie sich gut eignet, um möglichst schnell viel Gewicht zu verlieren. Es gibt dabei aber auch einen Minuspunkt, der dir an dieser Stelle nicht verschwiegen werden soll. Die 10in2-Methode ist nur schwer umzusetzen und erweist sich deshalb auch nicht wirklich für jeden Anwender als alltagstauglich. Es besteht dabei nämlich eine signifikante Gefahr. Da du an den Nicht-Fastentagen so viel essen darfst, wie du möchtest und da es auch egal ist, welche Nahrungsmittel du zu dir nimmst, läufst du Gefahr, dich ungesund und unausgewogen zu ernähren. Ein Diäterfolg ist dadurch schon infrage gestellt. Vielen Anwendern fällt es zudem schwer, diese Methode dauerhaft durchzuhalten.

Die 10in2-Methode ist daher nur bedingt empfehlenswert. Sie eignet sich ausschließlich, um vorübergehend einen Gewichtsverlust zu erreichen. Geht es darum, dass gewonnene Gewicht dauerhaft zu halten, ist diese Methode nicht die richtige.

# 14.3. Die 16/8-Methode

Was das Konzept dieser Fastenmethode des intermittierenden Fastens angeht, so gestaltet sie sich denkbar einfach. 16 Stunden am Tag wird gefastet. In den übrigen 8 Stunden darfst du Nahrung zu dir nehmen. Hier spielt es auch keine Rolle, was du isst. Natürlich solltest du dabei auf eine ausgewogene Ernährungsweise achten. Aber das versteht sich ja von selbst. Während der Fastenzeit darfst du natürlich Flüssigkeit zu dir nehmen. Du solltest dabei verstärkt auf kalorienfreie respektive kalorienarme Getränke setzen.

Diese Fastenmethode zeichnet sich vor allem dadurch aus, dass sie sehr flexibel anpassbar ist. Du kannst den Rhythmus also auf deine Tagesgestaltung einstellen. Die meisten Menschen, die nach der 16/8-Methode Fasten, verlängern die Nachtruhe und lassen am Morgen das Frühstück weg. Wie du den Rhythmus im Einzelnen umsetzt, bleibt dir und deinen persönlichen Bedürfnissen überlassen.

Diese Fastenmethode des Intervallfastens kann dauerhaft angewendet werden. Auch lässt sie sich aufgrund ihrer hohen Flexibilität mühelos in jeden erdenklichen Alltag integrieren. Selbst wenn es bei dir darum geht, Freizeitaktivitäten, die Familie und den anstrengenden Beruf unter einen Hut zu bekommen, muss das Fasten darunter nicht leiden.

Des Weiteren erweist sich diese Fastenmethode als dauerhaft gute Ernährungsweise. Im Gegensatz zu einer Crash-Diät kannst du hier wirklich viele Pfunde loswerden. Außerdem ist auch nicht zu befürchten, dass sich der ungeliebte Jo-Jo-Effekt einstellt. Es wird dir sogar versprochen, dass du innerhalb von sieben Wochen bis zu 7 Kilo mit dieser Methode abnehmen kannst. Zudem ist es durch das 16/8-Fasten möglich, die Fettverbrennung im Körper gezielt anzukurbeln.

Das Konzept, welches hinter der 16/8-Methode steckt, ist zwar einfach, dennoch sollten gewisse Dinge bei der Umsetzung beachtet werden. Ähnlich wie bei der 10in2-Methode geht es auch bei dieser Variante des intermittierenden Fastens darum, die Essenszeiten richtig zu nutzen. Auch wenn dir das Konzept keine spezielle Ernährungsweise vorschreibt, solltest du natürlich darauf achten, welche Nahrungsmittel du in den einzelnen Mahlzeiten verarbeitest und zu dir nimmst. Man könnte auch bei dieser Methode, ähnlich wie bei der 10in2-Variante, Gefahr laufen, sich falsch, ungesund und unausgewogen zu ernähren. Versuchst du als Anwender jedoch darauf zu achten, dass „Richtige" zu essen, dann ist ein hoher Gewichtsverlust binnen kurzer Zeit mit dieser Methode durchaus möglich.

Als positiv zu verzeichnen ist also, dass bei richtiger Anwendung eine Gewichtsreduzierung auch mit der 16/8-Methode möglich ist. Auch berichten Anwender davon, dass es zu Verbesserungen bei den Stoffwechselprozessen kommt. Das Wohlbefinden stellte sich bei vielen Menschen deutlich verbessert dar. Dieser Aspekt war auch dauerhaft spürbar.

Auf der negativen Seite steht die Tatsache, dass diese Fastenmethode nicht unbedingt für den dauerhaften Einsatz im alltäglichen Leben geeignet ist. Weiterhin bringt dieses Intervall den Umstand mit sich, dass es zu zeitlichen Einschränkungen kommen kann. Vor allem das soziale Leben kann dadurch eine Beeinträchtigung erfahren. Entscheidest du dich beispielsweise dafür, morgens auf das Frühstück zu verzichten, dann kann es mitunter schwierig sein, gemeinsam mit der Familie am Frühstückstisch zu sitzen.

Des Weiteren ist zu bemerken, dass sich die 16/8-Methode nicht für jeden Menschen gleichermaßen eignet. Vor allem Frauen sollten sich aufgrund ihrer metabolischen Voraussetzungen eher für eine andere Fastenmethode beziehungsweise für ein anderes Intervall entscheiden. Da der weibliche Körper von Natur aus anders mit dem Hungergefühl umgeht, als es der männliche Körper tut, kann es bei dieser Fastenmethode zu Problemen kommen. Frauen sehen sich beim 16/8-Fasten häufig so genannten Heißhungerattacken gegenüber. Diese können unter Umständen zu körperlichen, aber vor allem seelischen Nebenwirkungen führen. Man sollte sich daher genau überlegen, ob das 16/8-Intervall in den eigenen Alltag passt.

Du solltest vorab hinterfragen und abklären, ob ein derartiger Rhythmus mit deinem Leben vereinbar ist. Ein paar Kilos abzunehmen und sich zukünftig gesund zu ernähren, ist zwar ein ehrenwertes Ziel, jedoch sollte dieses nicht um jeden Preis umgesetzt werden. Sollte am Ende das soziale Miteinander in deinem privaten Umfeld darunter leiden, dann ist die Freude vermutlich nur halb so groß. Du kannst dann zwar auf einen Abnehmerfolg zurückblicken, jedoch haben deine sozialen Kontakte darunter gelitten. Überlege dir also gut, ob diese intermittierende Fastenmethode tatsächlich mit deinem Berufs- und Privatleben vereinbar ist.

## 14.4. Die Methode der Nulldiät

Bei der Nulldiät handelt es sich um ein Fastenkonzept, welches einer Eingewöhnung bedarf. Auch sollte es ausschließlich von gesunden Menschen angewendet werden. So geht es bei dieser Variante des Intervallfastens darum, über einen längeren Zeitraum keine Nahrung zu sich zu nehmen. Dieser Zeitraum kann mehrere Tage dauern. Er kann sich aber auch über mehrere Wochen erstrecken.

Da du bei dieser Diätform über einen Vergleichsweise langen Zeitraum keine feste Nahrung zu dir nimmst, nimmt dein Körper auch deutlich weniger Flüssigkeit auf. Die Flüssigkeiten, die üblicherweise in den Nahrungsmitteln enthalten sind, fallen für diesen Zeitraum weg. Während der Fastenzeit musst du also darauf achten, dass du ausreichend trinkst. Im Gegensatz zu anderen Formen des Kurzzeitfastens ist der Flüssigkeitsbedarf bei der Nulldiät deutlich höher. Empfohlen und geraten wird, dass du während der Fastenphase mindestens 3 Liter Flüssigkeit zu dir nimmst. Dabei solltest du verstärkt auf die Aufnahme von Wasser setzen. Auch ungesüßten Tee darfst du während dieser Zeit unbedenklich genießen.

Da du bei der Nulldiät während der Fastenzeit ausschließlich Flüssiges zu dir nimmst, musst du dich bei dieser Fastenmethode natürlich nicht um komplexe Ernährungs- oder Speisepläne bemühen. Wendest du die Nulldiät an, um Gewicht zu reduzieren, dann ist diese Variante durchaus erfolgversprechend. Ein rapider Verlust des Gewichts ist in sehr kurzer Zeit möglich.

Zu Beginn der Nulldiät ist dein Körper hauptsächlich damit beschäftigt, viel Wasser zu verlieren. Ab dem zweiten Tag stellt sich der Körper darauf ein, dass Eiweiß beziehungsweise Fettreserven geschmolzen werden. Das Fett wird dann zum hauptsächlichen Brennstoff in deinem Organismus. Der Mediziner spricht in diesem Zusammenhang vom sogenannten Hungerstoffwechsel. Dies bedeutet, dass der Körper sämtliche Stoffwechselprozesse auf ein Minimum reduziert.

Das klingt zugegeben nicht nur sehr ungesund, das ist auch sehr ungesund. Tritt der Körper erst einmal in den Hungerstoffwechsel ein, dann können verschiedene Nebenwirkungen daraus resultieren. Diese sind unter Umständen auch nicht ungefährlich. Vor allem dann nicht, wenn bestimmte Vorerkrankungen vorliegen oder andere gesundheitliche Voraussetzungen vorherrschen. Eine der bekannten Folgen des Hungerstoffwechsels ist die Tatsache, dass vom Körper weniger Harnsäure ausgeschieden wird. Dann kann es durchaus zu verschiedenen Erkrankungen kommen. So kann man zum Beispiel an Gicht erkranken. Auch Nierensteine können aus einem Hungerstoffwechsel-Zustand resultieren. Vor allem für Menschen, die nicht gesund sind oder sich nicht gerade als körperlich stabil bezeichnen würden, kommt diese Methode des intermittierenden Fastens nicht infrage.

Aufgrund der im vorigen Abschnitt beschriebenen Nebenwirkungen kann diese Methode des Intervallfastens nicht weiterempfohlen werden. Auch wenn der Autor sich in diesem Buch stets darum bemüht, objektiv zu bleiben und zu allen getroffenen Aussagen sowohl positive als auch negative Aspekte zu finden: Bei der Nulldiät ist das nicht möglich. Aus der Anwendung dieser Diätform kann der menschliche Körper tatsächlich keinen einzigen Vorteil ziehen. Dafür ist die Liste der negativen Begleitumstände umso länger.

Dies wird deutlich, wenn man sich einmal verschiedene Zahlen ansieht. Dann möchte man diese Methode des Kurzzeitfastens auch nicht mehr wirklich ausprobieren. Zum einen bleibt festzuhalten, dass der Körper während der Fastenzeit bei der Nulldiät nicht ausreichend mit allen wichtigen Nährstoffen versorgt wird. Zu beklagen ist hier vor allem ein sehr hoher Eiweißmangel. Ein Defizit an Eiweißen führt im Körper immer unweigerlich dazu, dass es zum Abbau von Muskelmasse kommt. Experten gehen sogar davon aus, dass es lediglich 14 Tage dauert, bis der Körper 2 Kilogramm an Muskelmasse abgebaut hat.

Das ist bei weitem jedoch nicht der einzige negative Effekt, der mit der Nulldiät in Verbindung zu bringen ist. Des Weiteren gehen dem Körper verschiedene Mineralstoffe verloren. Daraus können zahlreiche Gefahren für die körperliche und geistige Gesundheit resultieren. Ja, es können sogar bedrohliche Komplikationen auftreten. Nicht selten kommt es im Zuge der Nulldiät zu Störungen des Herzkreislaufsystems, etwa zu Herzrhythmusstörungen. Auch in Bezug auf den Lebenswandel oder eine langfristig gesunde

Ernährungsweise hat die Nulldiät keinen spürbaren Effekt. Da man über einen längeren Zeitraum keine feste Nahrung zu sich nimmt, kann man auch nicht nachhaltig an seinen individuellen Essgewohnheiten arbeiten und zu ihrer Verbesserung beitragen. Die Nulldiät ist also vollkommen ungeeignet, was sich tatsächlich auf alle erdenklichen Personengruppen bezieht.

# 14.5. Das 5:2-Fasten

Das 5:2-Fasten ist eine der bekanntesten Methoden des intermittierenden Fastens. Auch diese Methode folgt einem gewissen Konzept und einem bestimmten Rhythmus. So lässt sich eine Woche strukturieren, indem du sie in zwei Teile separierst. Während du an fünf Tagen in der Woche essen kannst, was und wie viel du möchtest, sind die übrigen zwei Tage der Woche dem Fasten vorbehalten. Natürlich solltest du an den fünf Tagen, wo du Nahrung zu dir nehmen kannst, darauf achten, dass du deine Ernährung mit gesunden Zutaten, also ausgewogen gestaltest. An den beiden Fastentagen darfst du nur wenige Kalorien zu dir nehmen.

Frauen wird empfohlen, bis zu 500 Kalorien an diesen beiden Tagen aufzunehmen. Bei Männern dürfen es bei der 5:2-Methode sogar 100 Kalorien mehr pro Fastentag sein. Im Gegensatz zu anderen Methoden des intermittierenden Fastens darfst du bei dieser Variante auch an den Fastentagen Nahrung zu dir nehmen. Entsprechende Ideen für kalorienarme und gesunde Rezepte kannst du unter anderem online finden. An entsprechender Stelle in diesem Buch werden dir zudem einige Rezepte mit auf den Weg gegeben.

Es gibt ein paar Aspekte, die du bei der 5:2-Methode beachten solltest. So sollten die beiden Fastentage pro Woche keineswegs aufeinander folgen. Auch sollten zwischen den Mahlzeiten an diesen Tagen ungefähr 24 Stunden liegen.

Diese Variante des intermittierenden Fastens verspricht dir einen vergleichsweise geringen Gewichtsverlust. So ist davon auszugehen, dass du in einem Zeitraum von acht Wochen ungefähr 3 Kilogramm an Körpergewicht verlieren kannst. Wie sich der Gewichtsverlust im Einzelnen gestaltet respektive wie hoch er ausfällt, ist dabei vom individuellen Stoffwechsel des Anwenders abhängig. Ist dieser funktionsfähig und ist der Anwender gesund, dann ist natürlich ein höherer Verlust an Körpergewicht möglich. Außerdem ist anzumerken, dass diese Ernährungsweise auf Dauer beibehalten und in den Alltag integriert werden kann. Dafür sprechen gleich mehrere Aspekte. Zum einen erhält der Körper bei der 5:2-Methode die Muskelmasse, auch bei Gewichtsverlust. Zum anderen berichten Anwender davon, dass sich die Blutwerte dauerhaft verbessert darstellen.

Dieses Konzept steht nicht nur bei Forschern hoch im Kurs. Es trifft den Zeitgeist ziemlich genau und lässt sich wohl auch am einfachsten in den Alltag einbinden. Eine Integration ist laut verschiedener Studien und Forschungsansätze sogar dauerhaft möglich. Das einzige Manko liegt wie bei anderen Methoden des intermittierenden Fastens auch in den Tagen, wo gegessen werden darf, begründet. Auch hier besteht wieder die Gefahr, dass zu den falschen Lebensmitteln gegriffen wird und dass sich die Ernährungsweise ungesund und unausgewogen gestaltet. Achtest du jedoch auf die Verwendung von gesunden Zutaten bei der Zusammenstellung deiner Mahlzeiten, dann lässt sich ein Abnehmerfolg mit der 5:2-Methode erzielen.

Aufgrund ihrer leichten Umsetzungsfähigkeit im Alltag sowie wegen der zahlreichen positiven körperlichen und seelischen Auswirkungen kann die 5:2-Methode als empfehlenswert bezeichnet werden. In positiver Hinsicht ist zu erwähnen, dass diese Fastenmethode tatsächlich langfristig und dauerhaft dazu beitragen kann, Gewicht zu verlieren respektive dieses zu halten. Außerdem stellt sich nach und nach eine Verbesserung des Stoffwechsels ein, wovon du ebenfalls in nachhaltiger Hinsicht profitieren kannst.

Der einzige negative Aspekt, der im Zusammenhang mit dieser Intervallfastenmethode zu nennen ist, ist die mitunter umständliche Planung. Die Fastentage kannst du nicht einlegen, wenn du gerade Lust darauf hast. Vielmehr müssen sie überlegt, bewusst und gezielt geplant werden. So solltest du dich nur für diese Variante des intermittierenden Fastens entscheiden, wenn sie deinem alltäglichen Privat- und Berufsleben nicht widerspricht.

## 14.6. Die Methode des modifizierten Fastens

Die Methode des modifizierten Fastens ist nicht für jeden Anwender geeignet. So kann es bei der körperlichen Umstellung zu Problemen kommen. Wie bei anderen Formen des Intervallfastens ist es auch bei der Methode des modifizierten Fastens erforderlich, auf eine ausreichende Flüssigkeitszufuhr zu achten. Täglich solltest du etwa 2 bis 3 Liter kalorienfreie beziehungsweise kalorienarme Getränke aufnehmen. Dazu zählen unter anderem Wasser und ungesüßter Tee. Zusätzlich stärkst du deinen Körper mit einem Proteinpulver. Dieses ist bereits konsumierfertig in Apotheken zu erwerben. Dieses Proteinpulver zeichnet vor allem dafür verantwortlich, deinen Körper ausreichend mit Eiweißen zu versorgen. Empfohlen wird eine Menge von etwa 50 bis 100 Gramm pro Tag. In diesem Proteinpulver sind jedoch nicht nur Eiweiße enthalten. Zudem finden sich in diesem Präparat auch verschiedene Vitamine, essenzielle Spurenelemente sowie Mineralstoffe wieder. Möchtest du kein nahrungsergänzendes Proteinpulver zu dir nehmen, dann kannst du besonders eiweißhaltige Milchprodukte zu dir nehmen. Buttermilch ist zum Beispiel eine Möglichkeit.

Da du beim modifizierten Fasten selten mehr als 500 Kalorien am Tag zu dir nimmst, darfst du durchaus einen vergleichsweise hohen Gewichtsverlust erwarten. Zudem zeichnet die geringe Energiezufuhr dafür verantwortlich, dass die Fettverbrennung im Körper in hohem Maße angekurbelt wird. Das zusätzliche Proteinpulver verspricht dir, dass es nicht zu einem erhöhten Eiweißmangel kommen soll. Besteht in dieser Hinsicht ein Defizit im Körper, dann kann es schnell zum Abbau von Muskelmasse kommen. Verfechter dieser Intervallfastenmethode versprechen jedoch, dass die Muskelmasse aufgrund der zusätzlichen Gabe von Proteinen erhalten bleiben soll.

Diese Methode des intermittierenden Fastens erfordert nicht nur Disziplin, sondern vor allem ein hohes Maß an Durchhaltevermögen. Wer dazu bereit ist, die Variante des modifizierten Fastens durchzuhalten, darf mit einem hohen Gewichtsverlust rechnen. Da sich dieser radikal darstellt, wird diese Fastenmethode häufig von Menschen angewendet, die an Fettleibigkeit leiden. Übergewichtige Anwender berichten sogar, dass es mit dieser intermittierenden Fastenmethode möglich sei, bis zu 12 Kilogramm in einem Zeitraum von nur vier Wochen zu verlieren. Daher entdecken vor allem fettleibige oder stark übergewichtige Personen diese Form des Kurzzeitfastens für sich. Da der Gewichtsverlust in vergleichsweise kurzer Zeit erreicht werden kann, stellt das modifizierte Fasten für die betroffenen Personen eine gute Motivationshilfe dar.

Dennoch gibt es auch einige negative Argumente, die an dieser Stelle vorgebracht werden sollen. Zum einen sollte diese Diätform nicht über einen zu langen Zeitraum durchgeführt werden. Sonst könnten schwerwiegende Konsequenzen für die Gesundheit daraus resultieren. Aufgrund des radikalen Gewichtsverlusts ist es zudem erforderlich, dass diese Fastenkur unter strenger ärztlicher Aufsicht und Kontrolle durchgeführt wird.

Zu den gesundheitlichen Folgen können unter anderem Gichtanfälle oder sogar Gallenkoliken zählen. Diese können mitunter sogar lebensbedrohlich sein, wenn sie nicht rechtzeitig behandelt werden. Ein weiterer negativer Aspekt liegt darin begründet, dass du bei dieser Methode des intermittierenden Fastens nicht lernst, wie du mit deiner Ernährung umgehen solltest. Da der richtige Umgang mit gesunder und ausgewogener Kost bei dieser Diätform nicht trainiert wird, ist eine nachträgliche Betreuung und Schulung notwendig.

Diese Form des Fastens kann als Einstieg und zur Motivation empfohlen werden, um schnell Ergebnisse zu sehen, wobei der Körper dabei trotzdem grundlegend mit den notwendigen Nährstoffen versorgt wird. Um einen Jo-Jo-Effekt zu vermeiden, muss aber danach eine langfristige gesunde Ernährungsumstellung erfolgen.

## 14.7. Die 12-12-Methode

Bei der 12-12-Methode handelt es sich um eine vergleichsweise einfach umzusetzende Variante des intermittierenden Fastens. Da sich das Konzept logisch erklärt, eignet sich diese Diätform vor allem gut für den Einstieg. Wie aus dem Namen bereits deutlich wird, geht es bei dieser Intervallfastenmethode darum, 12 Stunden am Tag zu fasten und sich in den übrigen 12 Stunden zu ernähren. Während der Fastenzeit ist auf die Aufnahme von fester Nahrung zu verzichten. Du solltest deinem Körper ausschließlich Flüssigkeit zuführen. Empfohlen werden 2 bis 3 Liter pro Tag. Verstärkt solltest du hierbei auf ungesüßten Tee oder Wasser setzen.

Diese Methode des intermittierenden Fastens lässt sich relativ mühelos in jedes erdenkliche Alltagskonzept integrieren. Das zuvor festgelegte Intervall erreichst du schon, wenn du abends um 20:00 Uhr die letzte Mahlzeit des Tages zu dir nimmst und dann am nächsten Morgen gegen 8:00 Uhr frühstückst. Auch mit der 12-12-Methode lassen sich Pfunde verlieren. Da sich diese Methode des Intervallfastens an den natürlichen Tagesrhythmus eines Menschen anpassen kann, lässt sie sich auch dauerhaft anwenden. Neben dem Gewichtsverlust wird auch die Fettverbrennung angekurbelt. Der Stoffwechsel gestaltet sich ebenfalls gesünder.

Die 12-12-Methode empfiehlt sich vor allem dann für dich, wenn du beim Abnehmen keine Wunder vollbringen möchtest. Diese Methode lässt sich dauerhaft anwenden. Du kannst dadurch nicht nur Gewicht verlieren, sondern es zu einem späteren Zeitpunkt auch halten. Für den Einstieg eignet sie sich besonders gut, weil es keine großartige Eingewöhnungsphase gibt. Neben dem Gewichtsverlust wirkt sich die 12-12-Methode auch positiv auf deinen Stoffwechsel und deine Blutwerte aus. Diese Variante des Intervallfastens gilt als unbedenklich und darf deshalb als empfehlenswert eingestuft werden.

Der einzige negative Aspekt, der im Zusammenhang mit der 12–12-Methode zu nennen ist, ist der oft nicht gewährleistete ordnungsgemäße Umgang mit gesunder und ausgewogener Ernährung. Da du in den 12 Stunden der fastenfreien Zeit essen kannst, was du möchtest, kann es dir leicht passieren, dass du zu den falschen Lebensmitteln greifst. Beachtest du jedoch die entsprechende Zusammensetzung der Mahlzeiten, steht einem Abnehmerfolg mit der 12-12-Methode nichts mehr im Wege.

## 14.8. Weitere Formen des intermittierenden Fastens im Überblick

Natürlich gibt es noch weitere Gestaltungsmöglichkeiten für das Intervallfasten. Im Folgenden soll kurz auf drei von ihnen eingegangen werden.

## An einem Tag in der Woche fasten

Auch wenn du beschließt, nur an einem Tag in der Woche auf die Aufnahme von fester Nahrung zu verzichten, kann diese Diätform als Intervallfasten bezeichnet werden. Diese Variante empfiehlt sich für dich, wenn du Intervallfasten einmal ausprobieren möchtest. Es ist dabei jedoch immer wichtig, in den eigenen Körper hineinzuhören. Wenn die innere Stimme zu dir sagt, dass du dich beim Verzichten körperlich oder seelisch unwohl fühlst, dann ist wahrscheinlich eine andere Form zum Abnehmen besser geeignet.

Sei in diesem Punkt immer ehrlich zu dir selbst. Bei dieser Methode des Fastens lernst du deinen Körper besser kennen. Du lernst seine Signale zu hören und zu verstehen. Du wirst dahin gelangen, dass du wirklich nur Nahrung zu dir nimmst, wenn du hungrig bist.

# Mahlzeiten einfach weglassen

Wenn du dich noch nie mit dem Thema Intervallfasten beschäftigt hast und nicht weißt, ob du es überhaupt durchhältst, über einen längeren Zeitraum auf feste Nahrung zu verzichten, dann solltest du das erst einmal ausprobieren. Hierfür kannst du damit beginnen, einfach eine Mahlzeit am Tag auszulassen. Gehörst du ohnehin zu den Menschen, die morgens lieber länger schlafen und früh sowieso keinen Hunger haben, dann lass doch einfach mal das Frühstück weg.

Es ist tatsächlich so, dass die meisten Menschen nur frühstücken, weil ihnen ihr Leben lang gepredigt wurde, dass das Frühstück die wichtigste Mahlzeit des Tages ist. Eigentlich haben viele Menschen aber morgens gar keinen Hunger. Außerdem kann diese Annahme medizinisch nicht belegt werden. Fällt es dir hingegen eher am Abend schwer, üppig und vollwertig zu essen, dann kannst du selbstverständlich auch das Abendbrot auslassen.

Auch bei dieser Form des Fastens solltest du wieder in deinen Körper hineinhören. Überprüfe, welche Mahlzeit du wirklich weglassen solltest, welche Mahlzeit dir nicht fehlen wird. Zudem musst du darauf achten, wie du dich dabei fühlst. Plagen dich die ganze Zeit über Hungergefühle, dann ist das Fasten wahrscheinlich nichts für dich. Auf diese Weise kannst du auf jeden Fall ausprobieren, ob du es überhaupt durchhältst, über einen längerfristigen Zeitraum nichts zu essen.

# Die Warrior-Diät

Bei der Warrior-Diät handelt es sich um eine sehr extreme Form des Intervallfastens. Bei dieser Diät werden alle Kräfte auf eine einzelne Mahlzeit am Tag konzentriert. Daher ist diese Fastenmethode auch nicht für jeden Menschen geeignet. Am Tag solltest du bei der Warrior-Diät nichts essen. Solltest du dennoch zwischendurch Hunger verspüren, darfst du nur zu bestimmten, sehr kalorienarmen Nahrungsmitteln greifen. Dazu gehören unter anderem frisches

Obst und Gemüse. Auch Rohkost oder Nüsse dürfen gegessen werden. Solltest du Eiweiße brauchen, darfst du auch einen kleinen Proteinshake im Laufe des Tages trinken.

Richtig gegessen wird bei der Warrior-Diät erst am Abend. Dann darfst du dir eine vollwertige Mahlzeit zubereiten. Und genau darauf kommt es auch an. Diese Mahlzeit sollte tatsächlich alle Nährstoffe enthalten, die dein Körper benötigt. Dazu gehören neben den drei Makronährstoffen Proteine, Kohlenhydrate und Fette auch Mineralstoffe, Vitamine und Spurenelemente.

Solltest du die Warrior-Diät begleitend zu einem sportlichen Training durchführen, dann solltest du das Training vor dem Abendessen absolvieren. Der Erfinder der Warrior-Diät geht davon aus, dass seine Diät in der Natur des Menschen liegt. So führt er die Ursprünge dieser Ernährungsweise in die Zeit der Jäger und Sammler zurück. Diese waren seiner Ansicht nach den ganzen Tag mit Jagen und Sammeln beschäftigt. Demzufolge blieb nur am Abend Zeit, für die Nahrungsaufnahme zu sorgen.

Die Warrior-Diät ist tatsächlich sehr radikal und eignet sich nicht für jeden. Kritiker sehen vor allem das Problem, dass die Nährstoffversorgung unzureichend ausfällt. Da du am Tag nichts isst und alle Nährstoffe, also den kompletten Tagesbedarf in einer einzigen Mahlzeit zuführen musst, erweist sich diese Diätform für viele Anwender als problematisch. So fällt es den meisten Menschen schwer, am Abend eine üppige Mahlzeit zu essen. Die Mengen sind einfach ungewohnt. Auch werden sie häufig während der Nachtruhe von Völlegefühl und Schlaflosigkeit geplagt. Du solltest die Warrior-Diät also nicht befolgen, wenn du ohnehin schon Probleme hast, am Abend eine große Mahlzeit zu dir zu nehmen.

Auch ist diese Methode des intermittierenden Fastens nichts für dich, wenn es dir schon ohne Fastenkur schwerfällt, deinen täglichen Bedarf an Nährstoffen abzudecken. Gehörst du hingegen zu den Menschen, die im Laufe des Tages kaum Hunger verspüren und lieber am Abend essen, dann könnte sich diese Fastenmethode für dich eignen. Es ist jedoch zu sagen, dass auch diese Variante einer Eingewöhnungsphase bedarf. Der Körper muss sich erst umstellen. Radikal funktioniert das nur in seltenen Fällen. Natürlich lässt sich auch mit der Warrior-Diät ein Gewichtsverlust erzielen. Was die Nährstoffzufuhr angeht, wird sie von vielen Experten jedoch eher als kritisch betrachtet.

# 15. So findest du die richtige Intervallfastenmethode für dich

Nun hast du die verschiedenen Möglichkeiten des Intervallfastens kennengelernt und einen umfassenden Überblick gewonnen. Die vorgestellten Methoden zeigen, dass es beim intermittierenden Fasten im Wesentlichen darauf ankommt, dass du dich rundum wohl fühlst. Das gilt sowohl für dein körperliches als auch für dein seelisches Wohlbefinden. Möchtest du nun also die richtige Methode des Intervallfastens für dich finden, dann solltest du dich sehr gut kennen. Dazu gehört, auf deine innere Stimme zu hören, bereit zu sein, die Signale deines Körpers ernst zu nehmen und deine Vorlieben sehr genau zu kennen.

Um langfristig Erfolg zu haben, solltest du mit deinen für deine Ernährung typischen Instinkten umzugehen lernen. Das Intervallfasten ist schließlich mehr als eine reine Diät. Vielmehr handelt es sich dabei um eine neuartige Lebensweise, die es Schritt für Schritt und Stück für Stück für dich umzusetzen gilt. Lerne zu erkennen, wann dein Körper tatsächlich ein Hungersignal aussendet. Es könnte sich auch um Appetit handeln, der jedoch ausschließlich von den Sinnen gemacht wird. Hast du beispielsweise Gelüste auf etwas Süßes oder Fast Food, dann solltest du deinem gesunden Instinkt folgen, der dir sagt, was tatsächlich gut für dich ist.

Bevor du dich bewusst und aktiv für das intermittierende Fasten entscheidest, solltest du üben, mit diesen Gelüsten richtig umzugehen. Über die Umstellung deiner Ernährungsweise solltest du nicht erst nachdenken, wenn du mit dem Kurzzeitfasten beginnst. Vielmehr solltest du dich schon vorher fragen, wie du dich eigentlich ernährst.

Diese Fragen solltest du dir dabei stellen:

➤ Achtest du beim Einkaufen auf die Herkunft und Zusammensetzung der Lebensmittel, die in deinem Einkaufswagen landen?

⚔ Hast du dir schon einmal die Inhaltsstoffe auf der Rückseite der Verpackung durchgelesen?

⚔ Bereitest du deine Mahlzeiten bewusst zu oder landet alles im Topf, was dir gerade in die Finger kommt?

⚔ Wenn du auf diese Fragen eine Antwort gefunden hast, weißt du auch, wie es um deine Ernährungsweise bestellt ist. Du weißt jetzt, ob du dich gesund und ausgewogen ernährst oder wo es noch Verbesserungsbedarf hin zur vollwertigen Kost gibt.

Bevor du mit dem Intervallfasten beginnst, solltest du deine Ernährung bereits umstellen. Gehe dabei bewusst vor. Gestehe dir Schwächen ein und lerne aus deinen Fehlern. Wenn du deine Ernährung dann beginnst umzustellen, solltest du vorzugsweise auf frische, regionale und saisonale Zutaten setzen. Es gibt mehr Obst und Gemüse in deiner Region, als dir vielleicht bislang bewusst war. Zudem lassen sich frische Obst- und Gemüsesorten in allen erdenklichen Mahlzeiten köstlich verarbeiten. Wie wäre es zum Beispiel zum Frühstück mit einem leichten und gesunden Obstsalat? Mittags hast du vielleicht nur eine kurze Pause und daher nur wenig Zeit für die Nahrungsaufnahme. Dennoch brauchen du und dein Körper ausreichend Energie, um auch noch die zweite Hälfte des Arbeitstages erfolgreich bewerkstelligen zu können. Auf das Essen solltest du daher zur Mittagszeit keineswegs verzichten. Es sollte jedoch nicht der Burger an der Ecke sein. Ein gesunder Salat schmeckt ebenso gut und erfüllt den gleichen Zweck. Er sättigt.

Wenn dann am Nachmittag und Abend die Herausforderungen deines Privatlebens anstehen, kannst du über eine vollwertige und warme Mahlzeit nachdenken. Auch hier sollten wieder viele gesunde Zutaten einfließen. Gemüsebeilagen oder Vollkornprodukte versorgen den Körper mit allen wichtigen Nährstoffen und machen dich satt.

Bist du nicht nur für dich allein verantwortlich, sondern in einer Partnerschaft oder hast du auch Kindern, dann kann dies deine ganze Familie betreffen. Deine Ernährungsumstellung kann sich positiv auf die gesamte Familie auswirken. Wenn es dir gelingt, sie einzubinden und gemeinsam gefallen an einer gesünderen Ernährung zu finden, wird auch der Erfolg des Fastens für dich wahrscheinlicher und längerfristiger sein.

Zu einer adäquaten Ernährungsumstellung gehört dabei aber auch, zu hinterfragen, welche Getränke du zu dir nimmst, wenn dich der Durst ereilt. Frag dich zunächst, ob du überhaupt ausreichend trinkst und dann, was du trinkst. Wenn ein großer Teil deiner Flüssigkeitsaufnahme aus Kaffee und süßen Getränken besteht, lohnt es sich, hier anzusetzen. Was die Menge angeht, so solltest du zwischen zwei und drei Liter am Tag trinken. Im Gegensatz zu ungesunden und kalorienreichen Getränken, wirkt sich das Trinken von Wasser nachhaltig positiv auf deinen Körper aus. Und das nicht nur auf den Umstand, dass du Durst hast, Wasser ist zudem dafür verantwortlich, dass dein Körper gereinigt, entgiftet und entschlackt wird. Außerdem wird Wasser eine sättigende Wirkung zugeschrieben. Der kleine Hunger zwischendurch, bei welchem du ungesunde Snacks zu dir nimmst, könnte schon allein deshalb bald der Vergangenheit angehören. Da den ganzen Tag über nur Wasser trinken langweilig ist und auch nicht jedem schmeckt, kannst du natürlich auch zu anderen Getränken greifen. Ungesüßte Kräutertees oder gesunde Säfte sind hier eine gute Wahl.

Hast du all diese Dinge berücksichtigt, dann kannst du dich an die Erstellung deines neuen Speiseplans machen. Wenn du diese Ernährungsweise eine Weile erfolgreich durchgehalten hast, dann wirst du schon Veränderungen in deinem Körper feststellen können. Du versorgst ihn ausreichend mit Flüssigkeit und allen wichtigen Nährstoffen. Dadurch fühlst du dich fit, wach, konzentriert und bist deutlich leistungsfähiger.

Optimalerweise kombinierst du deine neue Ernährung noch mit etwas Sport. Dabei geht es nicht darum, einen Marathon zu laufen, oder Weltrekorde für die Ewigkeit aufzustellen. Regelmäßige Bewegung an frischer Luft kombiniert mit ausreichend Schlaf und einer ausgewogenen Ernährung werden sich jedoch sehr bald bezahlt machen. Geht es dir nach einiger Zeit der Ernährungsumstellung besser, dann bist du wahrscheinlich auch motiviert für dein großes Vorhaben. Das Abnehmen. Nun kannst du dich für die richtige Methode des Intervallfastens entscheiden.

Wenn du nun weißt, welche Lebensmittel dir guttun, dann kannst du zunächst einmal ausprobieren, wie es dir beim Fasten, also dem Verzichten, ergeht. Dieser bewusste Verzicht ist nun wahrlich nicht jedermanns Sache. Probiere deshalb erst für einzelne Stunden, dann für wenige Tage in der Woche, ob das Fasten die richtige Diätform für dich ist.

Zudem kannst du dir die Informationen über die zuvor vorgestellten Methoden des intermittierenden Fastens noch einmal durchlesen. Anhand der Beschreibungen und der erklärten Wirkungsweisen wirst du schnell feststellen, welche Methode für dich infrage kommt und welche Variante sich für dich überhaupt nicht eignet.

Welche Methode sich für dich eignet, hängt schließlich auch von deiner Lebenssituation ab. Dein Job erlaubt es dir vielleicht nicht, außerhalb bestimmter Zeiträume Pausen für Mahlzeiten einzulegen. Oder du bist Mutter und kochst täglich zu gewohnten Zeiten für deine Familie. Dann ist es wichtig, eine Methode zu finden, die flexibel genug ist, sich deinem Alltag anzupassen.

Es kann daher sein, dass du wie viele andere nicht auf Anhieb die Kurzzeitfastenmethode findest, die zu dir und deinem Lebensstil passt und die dir guttut. Lass dich davon nicht entmutigen und teste verschiedene Formen, bis du die optimale Diätmethode für dich herausgefunden hast. Hast du schlussendlich diejenige Methode des Intervallfastens ausgemacht, die dir zusagt, dann gibt es Strategien, die dir dabei helfen, auch durchzuhalten. Dafür empfiehlt es sich, ein Fastentagebuch zu führen. Dort kannst du eintragen, wann du gefastet und wann du gegessen hast. Notiere zudem, welche Mahlzeiten du zu dir genommen hast und wie es dir dabei ergangen ist. Nach einer gewissen Zeit kannst du diese Informationen auswerten und herausfinden, ob es bereits zu ersten Erfolgen gekommen ist.

Daran erkennst du, ob du dich auf dem richtigen Weg befindest oder nicht. Vielleicht stellst du fest, dass es doch das falsche Intervall ist, das du gewählt hast. Vielleicht passt es nicht ganz genau zu deinem Lebensstil und deinen alltäglichen Gewohnheiten. Vielleicht bemerkst du aber auch, dass dir Durchhaltevermögen und Disziplin sehr schwer fallen. Dann solltest du dich fragen, ob du daran arbeiten möchtest und kannst. Wenn du merkst, dass dir das nicht gelingen möchte, dann gibt es vielleicht noch eine andere Diätform, die du ausprobieren kannst.

Auch wenn du an einer Erkrankung leidest oder dich aus anderen medizinischen Gründen in ärztlicher Behandlung befindest, kannst du das Intervallfasten für dich entdecken. Wie im vorangegangenen Kapiteln bereits beschrieben, ist das intermittierende Fasten jedoch nicht für jeden Menschen geeignet. Bei bestimmten Erkrankungen oder körperlichen beziehungsweise seelischen Einschränkungen kommt das Kurzzeitfasten für dich eher nicht infrage. Um jedoch wirklich sicher gehen zu können, solltest du das Gespräch mit deinem behandelnden Arzt suchen. Das wird sich vor allem für dich bezahlt machen, wenn du noch neu auf dem Gebiet des Fastens bist. Bei bestimmten Krankheiten ist es sogar zwingend erforderlich, dass die Fastenkur medizinisch betreut, beobachtet und gegebenenfalls angepasst wird.

# 16. Intervallfasten mit dem Thermomix – Gesunde Rezepte

D er Wunsch, endlich ein paar Pfunde zu verlieren, ist vielleicht auch in deinem Kopf. Nur leider fehlt oft die Zeit für die komplizierten Diäten.

Die Lösung: Intervallfasten mit dem Thermomix.

Diese Methode ist laut Experten wirkungsvoll, gesund und einfach in der Umsetzung. Du kannst dabei zwischen mehreren Modellen wählen, kleine Pausen einlegen oder sogar für mehrere Tage am Stück fasten.

Da wäre beispielsweise die bereits erwähnte 5:2-Diät, bei der du 5 Tage isst, was du gerne möchtest, und an den anderen beiden Tagen nur Mahlzeiten bis 700 Kalorien. Diese sollten aber vor allem gesund sein und die Nährstoffe enthalten, die dein Körper braucht.

Diese Form der Diät lässt sich nun perfekt mit dem Thermomix vereinbaren. Die Mahlzeiten können frisch, aber auch schnell und einfach zubereitet werden.

## 16.1. Suppen mit gesundem Gemüse:

### CREMIGE LINSEN-KAROTTEN-SUPPE

*Zubereitungszeit: 35 Minuten, Portionen: 4*

**Nährwerte für 1 Portion:**
- Kalorien: 439 kcal
- Protein: 14 g
- Fett: 23 g
- Kohlenhydrate: 38 g

## Zutaten:

- 100 g ganze, gemischte geröstete Nüsse
- 6 Stängel abgezupfte Minze
- 75 g halbierte Datteln ohne Kern
- 1 Zwiebel
- 2 Knoblauchzehen
- 3 EL Olivenöl
- 20 g Harissa-Paste

- 10 g Tomaten- oder Paprikamark
- 400 g Möhren
- 130 g rote Linsen
- 2 TL Gemüsebrühe
- 3 Prisen Salz
- 1 l Wasser
- 20 ml Zitronensaft

## Zubereitung:

1. Zunächst gibst du die Nüsse und die Minze in den Mixtopf und zerkleinerst beides für etwa 5 Sekunden auf Stufe 4. Dann füllst du die soeben zerkleinerten Zutaten um.

2. Jetzt kommen die Datteln in den Mixtopf, die du für 2 Sekunden auf der fünften Stufe zerkleinerst.

3. Nun gibst du den Nuss-Mix wieder dazu und mischt alles für 10 Sekunden auf Stufe 2 gut durch. Alle Zutaten füllst du um und lässt sie abgedeckt stehen.

4. Nachdem du Zwiebeln und Knoblauch geschält und geputzt hast, gibst du sie in den Mixtopf. Stelle den Thermomix auf die 5. Stufe und zerkleinere beides für 5 Sekunden. Anschließend schiebst du Zwiebel und Knoblauch mit dem Spatel wieder nach unten.

5. Jetzt gibst du das Öl hinzu. Dieses muss auf der ersten Stufe, also bei 120 °C für 3 Minuten dünsten.

6. Anschließend kommen die Harissa-Paste, die Möhren und das Tomatenmark mit in den Mixtopf. Das Ganze wird dann für 5 Sekunden auf Stufe 5 zerkleinert.

7. Nun gibst du die Linsen, das Wasser, die Gemüsebrühe sowie das Salz hinzu. Den Thermomix stellst du auf Stufe 1, wo du die Zutaten für 10 Minuten bei 100 °C kochen lässt. Regele die Temperatur dann herunter auf 90 °C und lasse alle Zutaten für weitere 10 Minuten kochen.

8. Zum Schluss gibst du den Zitronensaft in den Mixtopf. Püriere alles für 30 Sekunden, wobei du die Stufe schrittweise von 5 auf 9 stellst.

9. Schließlich füllst du die Suppe in Schüsseln und richtest sie mit der Nuss-Mischung an. Jetzt kannst du servieren.

## BROKKOLI-SUPPE

*Zubereitungszeit: 45 Minuten, Portionen: 4*

## Nährwerte:
- Kalorien: 181 kcal
- Protein: 7 g
- Fett: 11 g
- Kohlenhydrate: 12 g

## Zutaten:

- 1 Schalotte
- 2 Knoblauchzehen
- 10 g Olivenöl
- 300 g Brokkoli
- 150 g Kartoffeln
- 700 ml Gemüsebrühe
- 50 g Sahne
- 50 g Frischkäse, fettreduziert
- 1 TL Salz
- 2 Prisen Pfeffer
- 2 Prisen Muskatnuss
- 1 EL Zitronensaft

## Zubereitung:
1. Ziehe die Schalotte und die Knoblauchzehen ab und gib sie in den Mixtopf zum Zerkleinern für 3 Sekunden bei Stufe 8.
2. Zum Andünsten füg das Olivenöl dazu und lasse die zerkleinerten Zwiebeln und den Knoblauch für 3 Minuten bei 120 °C auf Stufe 1 glasig werden.
3. Schneide in der Zwischenzeit den Brokkoli zu und wasche ihn kurz. Die Kartoffeln ebenfalls kurz unter fließendem Wasser putzen, schälen und in grobe Würfel schneiden. Gib das Gemüse zu der Zwiebel-Knoblauchmischung dazu und dünste alles für weitere 5 Minuten auf 120 °C im Thermomix.
4. Gib nun alle Zutaten außer den Zitronensaft in den Thermomixer und lass die Suppe für 25 Minuten bei 100 °C weiterhin auf Stufe 1 köcheln.
5. Abschließend gib den Zitronensaft dazu und püriere die Suppe 60 Sekunden schrittweise von Stufe 4 bis 10, um eine feine Konsistenz zu bekommen

## KÜRBIS-APFEL-SUPPE

*Zubereitungszeit: 40 Minuten,Portionen: 4*

## Nährwerte:
- Kalorien: 300 kcal
- Protein: 6 g
- Fett: 18 g
- Kohlenhydrate: 26 g

## Zutaten:

- 30 g Kürbiskerne
- 3 Schalotten
- 20 g Olivenöl
- 1 Apfel
- 1 Vanilleschote
- 500 g Hokkaido-Kürbis
- 600 ml Wasser

- 2 Hühnerbrühwürfel
- 1 TL Salz
- 1 TL Curry
- 3 Prisen Pfeffer
- 125 g Schmand
- 1 EL Kürbiskernöl

## Zubereitung:

1. Befüll den Mixtopf des Thermomix mit den Kürbiskernen und zerkleinere sie 6 Sekunden bei Stufe 7. Lege die zerkleinerten Kürbiskerne zur Seite.
2. Gib nun die Schalotten in den Mixtopf und zerkleinere nochmals 5 Sekunden auf Stufe 5.
3. Schieb die Masse mit einem Spatel nach unten.
4. Gib das Olivenöl dazu und dünste das Ganze 3,5 Minuten bei 120° C auf Stufe 2.
5. In der Zwischenzeit schäle und viertle die Äpfel grob.
6. Gib die Äpfel und die Vanilleschote in den Mixtopf und zerkleinere alles 5 Sekunden auf Stufe 5.
7. Zerteile den Kürbis grob und entferne die Kerne.
8. Gib den Kürbis in den Mixtopf und zerkleinere auch ihn für 7 Sekunden bei Stufe 7.
9. Lass die Suppe nach Zugabe des Wassers, der Brühwürfel und der Gewürze 20 Minuten bei 100 °C auf Stufe 2 kochen.
10. Gib den Schmand zu und püriere die Suppe je 40 Sekunden schrittweise auf Stufe 4, 5 und 8.
11. Füll die Suppe in Teller und garniere sie mit den zerkleinerten Kürbiskernen und ein paar Tropfen Kürbiskernöl.

## SÜßKARTOFFEL-SUPPE

*Zubereitungszeit: 30 Minuten, Portionen: 4*

## Nährwerte:
- Kalorien: 267 kcal
- Protein: 4 g
- Fett: 8 g
- Kohlenhydrate: 42 g

## Zutaten:
- 1 Zwiebel
- 1 g frischen Ingwer
- 500 g Süßkartoffeln
- 400 g Karotten
- 2 EL Olivenöl
- 700 ml Gemüsebrühe
- 1 TL Paprikapulver, süß
- Prise Salz
- Prise Pfeffer

## Zubereitung:
1. Schäle die Zwiebel und halbiere sie.
2. Schneide den Ingwer in dünne Streifen.
3. Gib die Zwiebel und die Ingwerstreifen in den Mixtopf und zerkleinere alles 3 Sekunden auf Stufe 5.
4. Schieb mit dem Spatel die zerkleinerte Masse nach unten und gib das Öl zum Dünsten für 3 Min bei 120 °C auf Stufe 2 dazu.
5. Schäle die Karotten und die Süßkartoffeln und gib sie zum Zerkleinern für 5 Sekunden auf Stufe 5 in den Thermomixer.
6. Gieße das Ganze mit Brühe auf und gib Salz, Pfeffer und Paprikapulver zum Abschmecken dazu.
7. Gare nun alles 15 Minuten bei 100 °C auf Stufe 1.
8. Püriere die Suppe schrittweise jeweils 45 Sekunden aufsteigend von Stufe 5 bis 9.
9. Bei Bedarf kannst du die Suppe nochmal abschmecken und ansonsten heiß genießen.

## BLUMENKOHL-MÖHREN-SUPPE

*Zubereitungszeit: 30 Minuten, Portionen: 2*

### Nährwerte:
- Kalorien: 364 kcal
- Protein: 9 g
- Fett: 27 g
- Kohlenhydrate: 18 g

### Zutaten:
- 1 Zwiebel
- 2 El Olivenöl
- 1 Blumenkohl, klein
- 2 Karotten
- 800 ml Wasser
- 2 TL Gemüsebrühe
- 100 g Frischkäse
- eine Prise Salz
- eine Prise Pfeffer
- eine Prise Muskatnuss

### Zubereitung:
1. Wasche den Blumenkohl, schäle die Karotten und schneide alles in mundgerechte Stücke.
2. Schäle und halbiere nun die Zwiebel und zerkleinere sie im Thermomix für 5 Sekunden auf Stufe 5.
3. Nimm den Schaber zur Hilfe, um alles wieder nach unten zu schieben und füge dann 2 EL Olivenöl hinzu, um die Zwiebel für 4 Minuten im Varoma-Modus auf Stufe 1 zu dünsten.
4. Nach etwa 2 Minuten kannst du schon den Blumenkohl und die Karotten hinzugeben.
5. Füge jetzt das Wasser und die Gemüsebrühe hinzu und stelle den Thermomix für 20 Minuten bei 100 °C auf die Stufe 1.
6. Zum Schluss pürierst du das Gemüse auf Stufe 10 für 10 Sekunden und fügst anschließend die Gewürze und den Frischkäse hinzu.
7. Lass die Suppe noch einmal bei 90° C für 5 Minuten auf Stufe 2 kochen und schmecke sie nach deinem Geschmack ab. Dann kannst du sie auch schon servieren!

# 16.2. Leckere Salate:

## KOHLRABI-SALAT

*Zubereitungszeit: 40 Minuten, Portionen: 6*

### Nährwerte:
- Kalorien: 110 kcal
- Protein: 6 g
- Fett: 7 g
- Kohlenhydrate: 5 g

### Zutaten:

- 2 Kohlrabi
- 3 Eier
- 500 ml Wasser
- 250 g Sauerrahm
- 50 g Mayonnaise (Light)
- 1 EL Senf

- 2 EL Weißwein-Essig
- 1 TL Gemüsebrühe-Pulver
- 100 g Gewürzgurken
- Prise Pfeffer
- Prise Salz
- 100 g Schnittlauch

### Zubereitung:

1. Schäl den Kohlrabi, halbier ihn und schneide ihn in etwa 1 x 1 cm große Würfel.
2. Befüll den Mixtopf mit 500 ml Wasser und häng die Eier in das Garkörbchen.
3. Gib die Kohlrabiwürfel in den Varoma und setze diesen entsprechend auf. Gare das Ganze für 25 Minuten bei Stufe 1.
4. Entnimm die Kohlrabi-Würfel, lass sie kurz abtropfen und in einer Salatschüssel ein paar Minuten abkühlen.
5. Schreck die Eier mit kaltem Wasser ab, schäle sie und schneide sie in Würfel.
6. Gib die Eier zum Kohlrabi.
7. Zerkleinere die Gewürzgurken und den Schnittlauch im Mixtopf für 6 Sekunden bei Stufe 6.
8. Um nun das Dressing herzustellen, gib Mayonnaise, Sauerrahm, Senf und Essig sowie die Gemüsebrühe in den Mixtopf dazu und mische alles noch mal für 8 Sekunden auf Stufe 2.
9. Hebe nun die Dressing-Mischung aus dem Mixtopf unter den Kohlrabi.
10. Schmecke das Ganze mit Pfeffer und Salz ab.
11. Entweder genießt du deinen Kohlrabi-Salat direkt lauwarm oder lässt ihn im Kühlschrank durchziehen.

## KAROTTEN-APFEL-SALAT

*Zubereitungszeit: 10 Minuten, Portionen: 4*

## Nährwerte:
- Kalorien: 145 kcal
- Protein: 1 g
- Fett: 3 g
- Kohlenhydrate: 28 g

## Zutaten:
- 300 g Karotten
- 200 g Kohlrabi
- 100 g Paprika
- 30 g Weißweinessig
- 20 g Olivenöl
- 2 Äpfel
- 2 TL Honig
- 2 TL Senf
- 2 TL Kräutersalz
- Schalenabrieb einer Zitrone

## Zubereitung:
1. Schäl den Kohlrabi, die Karotten und die Äpfel. Die Äpfel und den Kohlrabi halbierst du zusätzlich bevor sie zum Zerkleinern in den Mixtopf des Thermomix kommen.
2. Entkerne die Paprika und halbiere sie.
3. Fülle nun das vorbereitete Gemüse und die Äpfel in den Mixtopf und zerkleinere alles auf Stufe 5 für 5 Sekunden.
4. Reibe die Schale der Zitrone ab.
5. Für das Dressing mische den Schalenabrieb mit dem Essig, Öl, Honig, Senf und Kräutersalz.
6. Entnimm die zerkleinerte Salatmischung aus dem Thermomix und gib das Dressing dazu.
7. Du kannst den Salat direkt genießen!

## COUSCOUS-SALAT AUS DEM ORIENT

*Zubereitungszeit: 15 Minuten, Portionen: 4*

## Nährwerte für 1 Portion:
- Kalorien: 449 kcal
- Protein: 14 g
- Fett: 12 g
- Kohlenhydrate: 69 g

## Zutaten:
- 300 g Couscous
- 600 ml Gemüsebrühe
- 2 Zucchini
- 2 Frühlingszwiebeln
- 60 g getrocknete Aprikosen
- 3 EL Olivenöl
- 2 EL Rosinen
- 2 EL Pinienkerne
- 2 EL Zitronensaft
- 1 TL Honig
- 4 Stiele Minze
- Chiliflocken

## Zubereitung:
1. Den Couscous in einer Schüssel mit der kochenden Brühe begießen und für rund 10 Minuten quellen lassen. Dann kühl stellen.
2. Währenddessen kannst du die Zucchini und die Frühlingszwiebeln waschen und in kleine Stücke schneiden. Diese kommen dann für 5 Sekunden auf Stufe 5 in den Thermomix.
3. Anschließend kommen das Öl, die Pinienkerne und die Rosinen für 3 Minuten bei 120 °C auf Stufe 1,5 hinzu.
4. Jetzt kann der Couscous mit der Masse aus dem Topf, dem Zitronensaft und dem Honig in einer Schüssel vermengt und anschließend in eine Schale gegeben werden.
5. Du musst noch die Minze waschen und zupfen. Zusammen mit den Chiliflocken wird nun garniert.

## GESUNDER NUDELSALAT

*Zubereitungszeit: 15 Minuten, Portionen: 4*

### Nährwerte für 1 Portion:
- Kalorien: 535 kcal
- Protein: 17 g
- Fett: 16 g
- Kohlenhydrate: 79 g

### Zutaten:

- 400 g Nudeln
- Salz
- 1 rote Paprikaschote
- 1 Zucchini
- 1 Zehe Knoblauch
- 2 EL Olivenöl
- Pfeffer
- 100 ml Gemüsebrühe

- 2 EL Pinienkerne
- 40 g getrocknete und in Öl eingelegte Tomaten
- 60 g schwarze steinlose Oliven
- 150 g Kirschtomaten
- ½ Bund Kräuter
- 2 EL weißer Balsamessig

### Zubereitung:

1. Die Nudeln müssen nach Packungsanweisung in Salzwasser gegart werden. Dann das Wasser abgießen und die Nudeln abschrecken.
2. Währenddessen kannst du Paprika, Zucchini, Tomaten, Knoblauch und Kräuter waschen und eventuell schälen. Danach in Stücke schneiden und für 3 Sekunden auf Stufe 4 im Thermomix zerkleinern.
3. Jetzt kommt das Olivenöl für 3 Minuten bei 120 °C auf der Sanftrührstufe dazu. Die Brühe hinzufügen und für weitere 3 Minuten bei 100 °C köcheln lassen.
4. In der Zwischenzeit kannst du die Pinienkerne in einer Pfanne goldbraun rösten und wieder herausnehmen.
5. Die Oliven werden in Scheiben geschnitten und die Kirschtomaten gewaschen und in vier Teile geschnitten.
6. Alle Zutaten kannst du nun mit etwas Öl und Essig vermengen. Anschließend mit Salz und Pfeffer abschmecken.

## GESUNDER GURKENSALAT

*Zubereitungszeit: 20 Minuten, Portionen: 4*

# Nährwerte für 1 Portion:
- Kalorien: 296 kcal
- Protein: 7 g
- Fett: 21 g
- Kohlenhydrate: 18 g

# Zutaten:

- 2 Gurken
- 150 g Cocktailtomaten
- ½ rote Zwiebel
- 1 Zehe Knoblauch
- Petersilie
- 150 ml griechischer Joghurt
- 20 g Apfelessig
- 25 ml Olivenöl
- ½ TL Zucker
- 1 TL Dill
- Salz
- Pfeffer

# Zubereitung:
1. Zunächst musst du die Gurke mit dem Spiralschneider schneiden.
2. Die Tomaten werden halbiert und die Zwiebeln klein gehobelt.
3. Nun gibst du alles in eine Schüssel.
4. Petersilie und Knoblauch kommen für das Dressing 5 Sekunden bei Stufe 8 in den Thermomix.
5. Die anderen Zutaten bei Stufe 4 für 20 Sekunden dazugeben.
6. Zum Schluss musst du noch das Dressing mit dem Salat vermengen.

## SALAT MIT ROTE BETE UND ÄPFELN

*Zubereitungszeit: 15 Minuten, Portionen: 4*

## Nährwerte für 1 Portion:
- Kalorien: 509 kcal
- Protein: 13 g
- Fett: 35 g
- Kohlenhydrate: 30 g

## Zutaten:

- 50 g Sonnenblumenkerne
- 50 ml Zitronensaft
- 60 ml Apfelsaft
- 8 EL Olivenöl
- 1 TL Salz
- 4 Prisen Pfeffer
- 1 TL Zucker
- 2 Äpfel
- 500 g rote Bete
- Etwas Kresse
- 200 g Fetakäse

## Zubereitung:
1. Zunächst gibst du die Sonnenblumenkerne in eine Pfanne und röstest sie ohne Fett kurz an.
2. Nun gibst du Zitronensaft, Olivenöl, Apfelsaft, Salz, Pfeffer und Zucker in den Mixtopf. Alles mischst du nun für 20 Sekunden auf Stufe 5 gut durch. Die Mischung entnimmst du und stellst sie beiseite.
3. Jetzt gibst du die Äpfel in den Mixtopf und zerkleinerst diese für 4 Sekunden auf der vierten Stufe. Anschließend gibst du die zerkleinerten Äpfel direkt zum Dressing.
4. Ähnlich gehst du nun mit der roten Bete vor. Gib diese in den Mixtopf und zerkleinere sie auf der fünften Stufe für etwa 4 Sekunden. Auch diese kannst du dann direkt zum Dressing geben.
5. Nun mischst du Salat und Dressing noch einmal mit dem Spatel gut durch. Die übrigen Zutaten aus der Liste kannst du zum Abschmecken verwenden. Dann kannst du den Salat servieren.

## QUINOA-SALAT MIT MOZZARELLA UND AVOCADO

*Zubereitungszeit: 40 Minuten, Portionen: 2*

## Nährwerte für 1 Portion:
- Kalorien: 620 kcal
- Protein: 25 g
- Fett: 29 g
- Kohlenhydrate: 60 g

## Zutaten:
- 1 Zwiebel
- 2 Knoblauchzehen
- 10 g Olivenöl
- 120 g Quinoa
- 280 g Wasser
- 2 Esslöffel Gemüsebrühe
- 1 Prise Salz und Pfeffer
- 2 EL Tomatenmark

- ½ Stück Gurke
- 1 Paprika, rot
- ½ Avocado
- 1 Stück Mozzarella
- 5 Cocktailtomaten

## Zubereitung:
1. Zunächst wäscht du den Quinoa gründlich mit heißem Wasser ab. Wasche auch das Gemüse, halbiere und entferne den Kern der Avocado und schäle die Zwiebeln und die Knoblauchzehen. Die Zwiebel halbierst du und gibst sie zusammen mit dem Knoblauch in den Thermomix, um sie für 3 Sekunden auf Stufe 5 zu zerkleinern.
2. Gib das Olivenöl hinzu und stelle den Thermomix für 1 Minute und 30 Sekunden auf die Varoma-Stufe.
3. Nun kannst du den Quinoa dazugeben und mit dem Wasser, Salz, Pfeffer, Gemüsebrühe und Tomatenmark übergießen. Das lässt du jetzt für 20 Minuten bei 100 °C auf Stufe 1 kochen.
4. In der Zwischenzeit kannst du das gewaschene Gemüse und den Mozzarella präparieren. Schneide alles in kleine Würfel, und gib es in eine Salatschale.
5. Wenn der Quinoa gekocht ist, lasse ihn für weitere 15 Minuten im Thermomix ziehen und gib ihn anschließend mit in die Salatschale, wo du mit einem Löffel alle Zutaten miteinander vermischt. Guten Appetit!

# 16.3. Leichte und herzhafte Hauptgerichte:

## SOMMER-ROLLEN

*Zubereitungszeit: 25 min, Portionen: 8*

## Nährwerte für 1 Portion:
- Kalorien: 55 kcal
- Protein: 1 g
- Fett: 1 g
- Kohlenhydrate: 9 g

## Zutaten:

- 120 g Karotten
- 100 g Zwiebeln, rot
- 1 Knoblauchzehe
- 1 Chilischote, klein
- 6 Stängel Koriander
- 10 g Olivenöl
- 80 g Frühlingszwiebeln
- 120 g Mungobohnenkeime, frisch
- 10 g Sojasauce, hell
- 10 g Zitronensaft
- 8 runde Reisteigplatten für Frühlingsrollen

## Zubereitung:

1. Bereit das Gemüse vor, indem du es wäscht, schälst und in grobe Stücke schneidest. 60 g der Frühlingszwiebeln schneidest du in feine Ringe, 20 g in dünne Streifen.
2. Gib die Karotten in den Thermomix und zerkleinere sie für 3 Sekunden auf Stufe 5. Fülle die Karotten in eine Schüssel und stelle sie für einen Moment auf die Seite.
3. Jetzt gib die Zwiebel, den Knoblauch, die zuvor entkernte Chili und den Koriander in den Mixtopf und stelle den Thermomix für 5 Sekunden auf Stufe 5.
4. Wenn alles zerkleinerst ist, gibst du das Olivenöl hinzu und dünstest alles für 3 Minuten auf Stufe 1 bei 120 °C.
5. Nun kannst du die zerkleinerten Karotten, 60 g der Frühlingszwiebeln und Mungobohnenkeime dazugeben und für 3 Minute bei 100 °C auf niedrigster Stufe garen.
6. Mische dann die Sojasauce und den Zitronensaft mit dem Spatel unter. Das Gemüse füllst du in eine extra Schüssel und lässt es gut abkühlen.

7. Zum Schluss weichst du die Reispapierblätter für circa 1 Minute in eine flache Schale mit kaltem Wasser ein und breitest sie auf einem Brett aus.

8. In die Mitte eines jeden Reispapierblattes gibst du 2 El des Gemüses, verteilst es als Streifen und schlägst die beiden Seiten des Reispapierblattes nach innen ein und wickelst es so zu einer Rolle zusammen. Den selben Vorgang wiederholst du mit den restlichen Reispapierblättern.

9. Garnieren kannst du nun die fertigen Sommer-Rollen mit den in Streifen geschnittenen Frühlingszwiebeln. Guten Appetit!

## FOCACCIA MIT OLIVEN

*Zubereitungszeit: 15 Minuten, Portionen: 4*

### Nährwerte für 1 Portion:
- Kalorien: 191 kcal
- Protein: 4 g
- Fett: 8 g
- Kohlenhydrate: 25 g

### Zutaten:

- ½ Würfel Hefe
- 400 g Mehl
- Grobes Meersalz
- 70 ml Olivenöl

- 4 Zweige Rosmarin
- ½ Zitrone
- 200 g schwarze steinlose Oliven

### Zubereitung:

1. Als erstes musst du 100 ml Wasser mit der Hefe für 3 Minuten bei 37 °C auf Stufe 1 in den Thermomix geben.

2. Dann kommen das Mehl, ein halber TL Salz und etwas Öl für 2 Minuten im Teigmodus dazu. Der Teig muss anschließend für eine knappe Stunde an einem warmen Ort zugedeckt gehen.

3. In dieser Zeit kannst du den Rosmarin waschen und die Nadeln zupfen. Auch die Zitrone wird heiß abgewaschen und die Schale fein abgerieben.

4. Nun kannst du den fertigen Teig auf einer bemehlten Oberfläche noch einmal kneten und zu einem kleinen Fladen ausrollen und formen.

5. Ein Blech mit Backpapier ausstatten und den Fladen darauflegen. Die Oliven werden hineingedrückt und mit Rosmarin und

Zitronenschale bestreut. Auch Öl und Meersalz kommen noch darauf. Der Fladen muss anschließend noch für eine viertel Stunde gehen.

6. Bei 220 °C im vorgeheizten Backofen für 30 Minuten backen.

## LECKERE GEMÜSE-MUFFINS

*Zubereitungszeit: 15 Minuten, Portionen: 12 Stück*

### Nährwerte:

- Kalorien: 109 kcal
- Protein: 6 g
- Fett: 4 g
- Kohlenhydrate: 13 g

### Zutaten:

- 2 Frühlingszwiebeln
- 1 rote Paprikaschote
- 2 EL Olivenöl
- ½ Bund Basilikum
- 150 g Quark
- 60 ml Milch
- 1 Ei

- Salz
- Pfeffer
- 2 EL geriebener Emmentaler
- 200 g Dinkel-Vollkornmehl
- 2 TL Backpulver
- ½ TL Natron

### Zubereitung:

1. Zuerst die Mulden des Blechs mit Papierformen bestücken.
2. Jetzt musst du die Frühlingszwiebeln, das Basilikum und den Paprika abwaschen, putzen und in kleine Stücke schneiden. Anschließend im Thermomix für 4 Sekunden auf Stufe 5 zerkleinern. Du kannst einen Spatel nehmen, um Reste vom Rand zurück in den Topf zu geben.
3. Nun kommt das Olivenöl für 2 Minuten bei 120 °C auf Stufe 1 dazu. Anschließend abkühlen lassen und den Topf reinigen.
4. In den Topf kommen jetzt Quark, Ei, Milch, Salz, Pfeffer, Mehl, Käse, Natron und das Backpulver für 30 Sekunden auf Stufe 3.
5. Ein glatter Teig entsteht. Du gibst das Gemüse dazu und vermengst alles mit einem Spatel. Die Masse wird dann in die Formen gefüllt und im vorgeheizten Backofen bei 200 °C für eine halbe Stunde gebacken.

## LINSEN-SPINAT-CURRY

*Zubereitungszeit: 40 Minuten, Portionen: 4*

## Nährwerte für 1 Portion:
- Kalorien: 373 kcal
- Protein: 17 g
- Fett: 15 g
- Kohlenhydrate: 34 g

## Zutaten:

- 400 g Möhren
- 150 g Zwiebeln
- 20 g frischer Ingwer
- 1 Chilischote
- 1 Knoblauchzehe
- 2 EL Öl
- 1 EL Butter
- 3 TL Currypulver

- 200 g gelbe Linsen
- 650 ml Gemüsebrühe
- 200 g Blattspinat
- 200 ml Sahnejoghurt
- Saft und Schalenabrieb einer Limette
- 1 TL Salz

## Zubereitung:
1. Als Erstes gibst du die Möhren in den Mixtopf. Stelle den Thermomix auf die 4. Stufe und zerkleinere das Gemüse für etwa 4 Sekunden. Fülle die Möhren danach um und stelle sie beiseite.
2. Nun kommen der Knoblauch, die Zwiebeln, die Chili und der Ingwer in den Mixtopf. Alles wird auf der fünften Stufe für etwa 5 Sekunden zerkleinert und anschließend mit dem Spatel nach unten geschoben.
3. Jetzt gibst du das Öl und die Butter ebenfalls hinzu und dünstest alles auf Stufe 1 für etwa 4 Minuten.
4. Möhren und Currypulver dazugeben und alles abermals auf der ersten Stufe für 1 Minute mit andünsten.
5. Jetzt kommen die Linsen und die Gemüsebrühe hinzu. Wiege nun den Spinat ein und verschließe den Mixbehälter deines Thermomix gut. Alle Zutaten müssen nun für 20 Minuten bei 100 °C auf Stufe 1 kochen.
6. In dieser Zeit kannst du den Joghurt, den Limettensaft, die Limettenschale sowie etwas Salz in eine kleine Schüssel geben und gut verrühren.
7. Die Joghurt-Mischung kannst du dann zum Linsen-Curry reichen. Auch Fladenbrot eignet sich gut als Beilage.

## GEDÜNSTETES KABELJAUFILET

*Zubereitungszeit: 40 Minuten, Portionen: 4*

### Nährwerte:
- Kalorien: 644 kcal
- Protein: 35 g
- Fett: 45 g
- Kohlenhydrate: 17 g

### Zutaten:

- 1 Bund Petersilie
- 2 El Olivenöl
- 4 Kabeljaufilet
- 2TL Salz
- 4 Prisen Pfeffer
- 1 Zwiebel
- 1 Knoblauchzehe
- 200 g Karotten

- 200 g Knollensellerie
- 150 g Porree
- 3 EL Butter
- 40 g Weißwein
- 150 g Sahne
- 200 ml Geflügelfond
- 1 Lorbeerblatt
- 1 Prise Zucker

### Zubereitung:

1. Gib die Petersilie in den Mixtopf und zerkleinere sie 5 Sekunden bei Stufe 6. Leg die Petersilie bis zum Servieren des Fisches zur Seite.
2. Schäle die Karotten, die Zwiebeln und den Knoblauch.
3. Reibe die Fischfilets mit Olivenöl ein und würze sie mit 1 TL Salz und 2 Prisen Pfeffer von beiden Seiten.
4. Bevor du den Fisch in den Thermomixer legen kannst, nimm den Varoma-Einlegeboden und öle ihn ein. Gib die Filets auf den Einlegeboden und lege den Boden entsprechend in den Thermomix ein.
5. Gib die Zwiebel, den Knoblauch, die geschälten Karotten, den Sellerie und den Porree in den Mixtopf und zerkleinere alles für 6 Sekunden auf Stufe 5.
6. Schiebe die Gemüsemischung mit dem Spatel nach unten und gib Butter dazu bevor du alles 3 Minuten auf Stufe 1 dünstest.
7. Gieße den Weißwein, die Sahne und den Geflügelfond zu der Gemüsemischung.
8. Würze abschließend mit dem restlichen Salz und Pfeffer, dem Lorbeerblatt und dem Zucker ab und gare das Ganze 16 Minuten auf Stufe 1.

9. Setze den Varoma ab und garniere die Fischfilets mit dem Gemüse

10. Bestreue das Ganze mit der bereits vorbereiteten Petersilie und lass dir den Kabeljau schmecken.

## GEMÜSE QUINOA

*Zubereitungszeit: 25 Minuten, Portionen: 1*

### Nährwerte:
- Kalorien: 302 kcal
- Protein: 11 g
- Fett: 5 g
- Kohlenhydrate: 51 g

### Zutaten:
- 60 g Quinoa
- 180 ml Wasser
- 1 Teelöffel Gemüsebrühe
- 100 g Karotte
- 100 g Zucchini
- 100 g Paprika
- 1 EL saure Sahne

### Zubereitung:
1. Schäle die Karotten und entkerne und halbiere die Paprika.
2. Schneide die Karotten, die Paprika und die Zucchini in mundgerechte Stücke.
3. Wasche mit Hilfe eines Siebes kurz den Quinoa mit warmem Wasser ab.
4. Fülle 180 ml Wasser, die Gemüsebrühe und den Quinoa in den Thermomixer.
5. Lege das geschnittene Gemüse auf den Gareinsatz und koche alles 20 Minuten bei 110 °C auf Stufe 1.
6. Gib die saure Sahne zusammen mit dem Gemüse nun zum Quinoa und vermische alles 20 Sekunden auf Stufe 1.

## JOGURT-HÄHNCHEN

*Zubereitungszeit: 35 Minuten ,Portionen: 4*

## Nährwerte:

- Kalorien: 444 kcal
- Protein: 42 g
- Fett: 12 g
- Kohlenhydrate: 39 g

## Zutaten:

- 2 Zwiebeln
- 2 Knoblauchzehen
- 20 g Rapsöl
- 400 g Spitzpaprika
- 2 EL Tomatenmark
- 1 TL Salz
- 1 Gemüsebrühwürfel

- 1 TL weißer Pfeffer
- 1 TL Kurkuma
- 1 TL Kreuzkümmel
- 600 g Joghurt (fettarm)
- 500 g Hähnchenbrustfilet
- 250 g Reis

## Zubereitung:

1. Schäle die Zwiebeln und den Knoblauch und zerkleinere alles im Mixtopf für 4 Sekunden bei Stufe 6.
2. Schiebe die Masse mit dem Spatel nach unten und gib Öl dazu, um alles 3 Minuten bei 120 °C auf Stufe 1 zu Dünsten.
3. Inzwischen kannst du die Paprika waschen, putzen, entkernen und zum Zerkleinern dann 3 Sekunden auf Stufe 4 in den Mixtopf geben.
4. Gib Tomatenmark, Salz, Gemüsebrühe, Pfeffer, Kurkuma, Kreuzkümmel und Joghurt dazu und vermische alle Zutaten 5 Sekunden bei Stufe 3.
5. Schneide die Hähnchenbrustfilets in 2 cm große Stücke und lege sie in den Varoma-Behälter. Setze den Varoma-Behälter entsprechend auf den Mixtopf und gare alles 20 Minuten bei Stufe 1.
6. Koche den Reis als Beilage in einem Topf mit ausreichend Salzwasser bis er servierbereit ist.
7. Nimm die Hähnchenbrustfilets aus dem Varoma-Behälter und leg sie in den Mixtopf für weitere 5 Minuten bei 100 °C unter Verwendung des Sanftrühr-Modus.
8. Serviere das Jogurt-Hähnchen mit dem Reis als Beilage.

## TOMATENSAUCE AUS DEM THERMOMIX

*Zubereitungszeit: 20 Minuten, Portionen: 4*

## Nährwerte für 1 Portion:
- Kalorien: 163 kcal
- Protein: 4 g
- Fett: 11 g
- Kohlenhydrate: 12 g

## Zutaten:

- 4 Zehen Knoblauch
- 1 Zwiebel
- 2 zerkleinerte Zucchini
- Etwas Oregano
- 800 g geschnittene Tomaten
- 60 ml Olivenöl
- 60 g Tomatenmark
- 3 EL Balsamico
- 2 TL Rohrzucker
- 2 TL Salz
- Gemahlener Chili
- ½ TL gemahlener Kurkuma
- ½ TL gemahlener Ingwer
- ½ TL gemahlener Kreuzkümmel
- ½ TL Koriander

## Zubereitung:
1. Zuerst musst du den Knoblauch, die Zwiebel, die Zucchini und den Oregano für 30 Sekunden bei Stufe 8 im Thermomix mixen.
2. Jetzt kannst du Öl, Tomaten, Tomatenmark, Zucker, Salz, Balsamico, Chili, Kurkuma, Kümmel und Koriander hinzufügen.
3. Die Sauce kannst du nun für 40 Minuten bei 100 °C auf Stufe 2 im Mixtopf köcheln lassen.
4. Nun noch für 15 Sekunden auf Stufe 10 mixen.
5. Am Ende kannst du die Sauce direkt in ein Glas füllen und dieses verschließen. Die Sauce muss noch abkühlen und kann bis zu 6 Monate gelagert werden.

## VEGANE KÜRBISGNOCCHI

*Portionen: 4*

### Nährwerte für 1 Portion:
- Kalorien: 426 kcal
- Protein: 13 g
- Fett: 7 g
- Kohlenhydrate: 76 g

### Zutaten:

- Olivenöl oder Margarine zum Einfetten und Anbraten
- 550 g Hokkaidokürbis
- 10g Olivenöl
- 60 ml Wasser
- 1 TL Gemüsebrühe

- 380 g Mehl
- 1TL Salz
- 1 TL Oregano, getrocknet
- Basilikumblätter zum Garnieren

### Zubereitung:
1. Wasche zuerst den Kürbis und schneide ihn in grobe Stücke.
2. Gib ihn dann in den Thermomix, wo er für 8 Sekunden auf Stufe 6 zerkleinert wird.
3. Schiebe alles mit dem Spatel wieder nach unten, bevor du das Wasser, das Olivenöl und die Gemüsebrühe hinzufügst. Lass das Ganze für 10 Minuten bei 100 °C auf Stufe 2 köcheln.
4. Wenn der Kürbis weichgekocht ist, kannst du das Mehl und das Salz hinzufügen und den Thermomix für 2 Minuten auf Stufe 3 stellen, um alles zu verkneten.
5. Den fertigen Teig legst du nun auf ein Brett und teilst ihn in drei Teile, die du jeweils zu langen Rollen formst. Diese schneidest du dann in etwa 1 cm breite Scheiben und drückst sie mit einer Gabel in Form.
6. Fette dann deinen Varoma-Dampfgartopf leicht mit Olivenöl ein und setze die fertigen Gnocchis hinein.
7. Reinige den Mixtopf und befülle ihn mit 1200 ml Wasser, bevor du den Varoma-Dampfgartopf aufsetzt und die Gnocchis für 30 Minuten im Varoma-Modus auf der Stufe 2 garst.
8. Die Gnocchis kannst du nun in einer Bratpfanne mit Margarine oder etwas Olivenöl und dem getrockneten Oregano leicht anbraten.
9. Verteilen die Gnocchis auf den Tellern und garnieren sie mit Basilikumblättern. Guten Appetit!

## VEGANE GEMÜSEBÄLLCHEN

*Portionen: 24*

### Nährwerte für 1 Portion:
- Kalorien: 38 kcal
- Protein: 1 g
- Fett: 2 g
- Kohlenhydrate: 2 g

### Zutaten:

- 1 Zwiebel
- 300 g Karotten
- 450 g Zucchini
- 1 TL Salz
- 1 TL Kräuter, gemischt und getrocknet

- 1/2 TL Pfeffer
- 1/2 TL Currypulver
- 20 g Senf
- 50 g vegane Raspeln auf Kokosöl-Basis oder ein anderer Parmesan-Ersatz

### Zubereitung:

1. Zunächst heizt du den Backofen auf 200 °C Ober-/Unterhitze vor und legst ein Backblech mit Backpapier aus.
2. Dann wäscht du die Zucchini und befreist die Zwiebeln und Karotten von ihrer Schale. Halbiere die Zwiebel und schneide die Zucchini und Karotten in grobe Stückchen.
3. Zuerst gibst du die Zwiebelhälften in den Thermomix und zerkleinerst sie auf Stufe 6 für 5 Sekunden.
4. Schiebe die Zwiebeln mit dem Spatel nach unten und gib das restlichen Gemüse und die Gewürze, bis auf den Senf, hinzu. Stelle den Thermomix auf Stufe 5 für 10 Sekunden.
5. Die Gemüsemischung gibst du jetzt in ein feines Sieb und drückst mit deinen Finger die Flüssigkeit heraus.
6. Alles kann zurück im Mixtopf mit dem Senf und den veganen Raspeln für 20 Sekunden im Teigmodus verknetet werden. Am besten nimmst du wieder den Spatel zur Hilfe, um die Masse immer wieder nach unten zu schieben.
7. Aus der fertigen Gemüsemasse formst du nun 24 kleine Bällchen und legst sie auf das vorbereitete Backblech, wo sie anschließend im Ofen für circa 30 Minuten gold-braun gebacken werden.

## RÖLLCHEN AUS ZUCCHINI

*Zubereitungszeit: 20 Minuten, Portionen: 4*

### Nährwerte für 1 Portion:
- Kalorien: 352 kcal
- Protein: 25 g
- Fett: 22 g
- Kohlenhydrate: 12 g

### Zutaten:

- 2 Zucchini
- 400 g stückige Tomaten
- 1 Kugel Mozzarella
- 80 g Parmesan
- 1 Prise Salz
- 1 Zehe Knoblauch

- 250 g Ricotta
- 150 g Hüttenkäse
- Petersilie
- Etwas Basilikum
- ½ TL Chiliflocken
- Pfeffer

### Zubereitung:

1. Am Anfang musst du den Backofen auf 200 °C vorheizen.
2. Mit einem Hobel hobelst du der Länge nach dünne Scheiben von den Zucchini.
3. Ein Backblech mit Backpapier auslegen und die Scheiben darauf geben. Leicht salzen und im vorgeheizten Ofen 5 Minuten backen.
4. Anschließend auf Küchenkrepp abtropfen lassen.
5. Jetzt gibst du die stückigen Tomaten in eine Auflaufform.
6. Der Parmesan wird im Thermomix 10 Sekunden auf Stufe 8 zerkleinert und anschließend in eine Schüssel gefüllt.
7. Die Knoblauchzehe gibst du auch für 5 Sekunden auf Stufe 5 in den Mixtopf.
8. Dazu kommen dann die Hälfte des Parmesans und die restlichen Zutaten für die Füllung für 10 Sekunden auf Stufe 8.
9. Du kannst einen Spatel verwenden, um alles nach unten zu schieben und anschließend rührst du die Masse auf Stufe 8 nochmals für 10 Sekunden cremig.
10. Die Zucchinischeiben können nun befüllt werden. Die Füllung einfach über die Streifen streichen und aufrollen.
11. Die fertigen Röllchen musst du jetzt auf die zerkleinerten Tomaten in die Auflaufform geben.

12. Mit deinen Händen zerteilst du noch grob den Mozzarella und verteilst diesen auf den Röllchen. Der restliche Parmesan kommt darüber.

13. Das Ganze wird im vorgeheizten Ofen für 20 Minuten überbacken.

## AUFLAUF MIT SAUERKRAUT UND ÄPFELN

*Zubereitungszeit: 100 Minuten, Portionen: 4*

### Nährwerte pro Portion:
- Kalorien: 578 kcal
- Protein: 12 g
- Fett: 31 g
- Kohlenhydrate: 77 g

### Zutaten:
- 600 ml Wasser
- 2 TL Salz
- 1 kg mehlig kochende Kartoffeln
- 120 g weiche Butter
- 250 ml Milch
- 3 Prisen Muskat
- 600 g Gemüsezwiebeln
- 2 Äpfel
- 500 g Sauerkraut
- 1 TL Zucker
- 150 ml Apfelsaft
- 2 Lorbeerblätter
- 5 Scheiben Toastbrot
- Etwas Thymian
- 1 EL geräuchertes Paprikapulver

### Zubereitung:
1. Zunächst gibst du das Wasser und etwas Salz in den Mixtopf. Dann setzt du den Gareinsatz ein und fügst die Kartoffeln hinzu. Stelle den Thermomix nun auf Stufe 1 und lasse die Kartoffeln für etwa 30 Minuten garen.

2. Nachdem du den Mixtopf geleert hast, gibst du die Milch, die Butter, Muskat und Salz hinein. Erwärme diese Zutaten auf der ersten Stufe für 3 Minuten.

3. Gib nun die Kartoffeln hinzu und verrühre sie mit den übrigen Zutaten auf der dritten Stufe für 25 Sekunden. Fülle die Kartoffeln um, schmecke sie nach deinem Geschmack ab und stelle sie zwischenzeitlich warm.

4. Nun musst du den Backofen auf 200 °C vorheizen. In der Zwischenzeit kannst du eine kleine Auflaufform mit Butter einfetten.

5. Nun gibst du die Äpfel und die Zwiebeln in den Mixtopf. Zerkleinere diese Zutaten auf Stufe 5 für 3 Sekunden und schiebe die Reste anschließend mit dem Spatel nach unten.

6. Jetzt kannst du die Butter dazu geben und für etwa 30 Sekunden auf der ersten Stufe deines Thermomix andünsten.

7. Dann gibst du Sauerkraut, den Apfelsaft, den Zucker, die Lorbeerblätter, Salz, und den Pfeffer hinzu. Alles muss dann auf Stufe 1 für 4 Minuten dünsten.

8. Schmecke nun das Sauerkraut ab und gib es in die vorbereitete Auflaufform. Streiche das Sauerkraut anschließend glatt und verteile das Kartoffelpüree darüber.

9. Die Form schiebst du nun in den Backofen, auf die zweite Schiene von unten. Der Auflauf muss dort für 20 Minuten bei 200 °C backen.

10. Währenddessen gibst du die Toastscheiben und den Thymian in den Mixtopf und zerkleinerst alles auf Stufe 1 für 8 Sekunden. Dann die Zutaten entnehmen und beiseite stellen.

11. Jetzt kommen die restlichen Zwiebeln in den Mixtopf, die du für 4 Sekunden auf der fünften Stufe zerkleinerst.

12. Zur Zwiebelmischung gibst du etwas Butter und dünstest alles für 4 Minuten auf Stufe 1 an.

13. Nun nimmst du die restlichen vorbereiteten Zutaten zur Hand, die du auf dem gebackenen Auflauf verteilst. Schiebe den Auflauf dann noch einmal für 10 Minuten in den ausgeschalteten Backofen, bis er eine goldbraune Farbe erhält.

## GRÜNKERNFRIKADELLEN MIT ZUCCHINISALAT

*Zubereitungszeit: 60 Minuten, Portionen: 4*

## Nährwerte für 1 Portion:
- Kalorien: 485 kcal
- Protein: 18 g
- Fett: 19 g
- Kohlenhydrate: 51 g

## Zutaten:

- 200 g Grünkern
- 150 g Möhren
- 1 Zwiebel
- 1 Knoblauchzehe
- Etwas glatte Petersilie
- 2 TL getrockneter Majoran
- 500 ml kochendes Wasser
- 750 ml Gemüsebrühe
- 4 Zucchini
- 2 Eier
- 2 TL mittelscharfer Senf
- Salz
- Pfeffer
- 3 EL Butterschmalz
- 300 ml Joghurt
- Saft und Schalenabrieb einer Zitrone
- 3 EL Honig
- 60 ml Milch
- Etwas Schnittlauch

## Zubereitung:

1. Als Erstes gibst du den Grünkern in den Mixtopf. Stelle den Thermomix auf die siebente Stufe und zerkleinere den Grünkern für etwa 20 Sekunden. Dann entnimmst du diesen und stellst ihn beiseite.

2. Nun kommen Majoran, Zwiebeln, Knoblauch, die Petersilie und die Möhren in den Mixtopf. Alle Zutaten werden auf Stufe 5 für 5 Sekunden zerkleinert. Die Reste kannst du dann mit dem Spatel nach unten schieben.

3. Jetzt gibst du den Grünkern wieder hinzu. Außerdem das kochende Wasser und die Gemüsebrühe. Stelle deinen Thermomix nun auf Stufe 1 auf 100 °C und lasse die Zutaten für 20 Minuten kochen.

4. Nun entnimmst du den Mixbehälter und lässt die Zutaten bei geöffnetem Deckel für 30 Minuten abkühlen.

5. Setze anschließend den Mixtopf wieder in das Gerät ein. Gib nun die Eier und den Senf hinzu. Schmecke alles kräftig mit Salz und Pfeffer ab. Mische nun alle Zutaten auf der dritten Stufe für 30 Sekunden. Die Reste schiebst du nun wieder mit dem Spatel nach unten.

6. Danach mischst du abermals alle Zutaten auf Stufe 3 für 20 Sekunden.

7. Jetzt musst du den Backofen auf 100 °C vorheizen.

8. Nimm nun das Butterschmalz und erhitze es in einer Pfanne.

9. Die Hälfte der zuvor zubereiteten Gemüsemischung zerteilst du in kleine Portionen, Frikadellen, und gibst sie in das heiße Fett. Drücke diese Portionen etwas im Fett an. Brate die kleinen Stücke nun für etwa 5 Minuten von beiden Seiten goldbraun an.

10. Entnimm die Frikadellen und lasse sie auf Küchenpapier abtropfen. Gib sie dann auf ein Backblech und lasse sie im Backofen warm stehen.

11. Genauso gehst du mit der restlichen Gemüsemischung vor. Auch diese formst du zu kleinen Frikadellen und brätst du in etwas Butterschmalz an. Auch diesen Teil der Mischung musst du im Backofen bei 100 °C warm halten.

12. Nun gibst du Zitronensaft und Zitronenschale, sowie Joghurt, Honig und die Milch in eine große Schüssel. Verrühre die Zutaten gut mit einem Schneebesen und würze alles gut mit Salz und Pfeffer. Scheide die Zucchinis in Streifen und hebe diese unter. Am Schluss mit dem Schnittlauch garnieren.

13. Nun musst du nur noch die Grünkernfrikadellen dazu servieren.

## EINTOPF MIT SAUERKRAUT UND PASTINAKEN

*Zubereitungszeit: 45 Minuten, Portionen: 4*

## Nährwerte pro Portion:
- Kalorien: 498 kcal
- Protein: 15 g
- Fett: 34 g
- Kohlenhydrate: 27 g

## Zutaten:
- 120 g Zwiebeln
- 2 EL Butterschmalz
- 100 g magerer Speck
- 1 TL Paprikapulver (edelsüß)
- 500 g frisches Sauerkraut
- 1 Lorbeerblatt
- 3 Wachholderbeeren
- 300 ml Apfelsaft
- 200 ml Geflügelbrühe
- 500 g Pastinaken
- 200 g Kabanossi
- 1 EL Honig

## Zubereitung:
1. Zuallererst gibst du die Zwiebeln in den Mixtopf. Diese musst du dort für 5 Sekunden auf der fünften Stufe zerkleinern und die Reste anschließend mit dem Spatel zurück in den Topf schieben.
2. Gib nun die Speckwürfel, das Paprikapulver und das Butterschmalz hinzu. Stelle den Thermomix nun auf die erste Stufe und dünste alles für 3 Minuten gut an.
3. Nun kommen das Sauerkraut, das Lorbeerblatt, die Wacholderbeeren sowie der Apfelsaft mit in den Mixtopf. Außerdem gibst du noch die Geflügelbrühe dazu. Alles muss für 10 Minuten auf Stufe 1 garen.
4. Danach gibst du den Honig und die Kabanossi ebenfalls in den Mixtopf zu den anderen Zutaten. Die Zutaten müssen nun für 45 weitere Minuten auf der ersten Stufe garen.
5. Jetzt gibst du die Pastinaken in eine Servierschüssel und gibst das zuvor gut abgeschmeckte Sauerkraut darüber. Schon kannst du den Eintopf genießen.

## SPARGELCURRY

*Zubereitungszeit: 35 Minuten, Portionen: 4*

## Nährwerte für 1 Portion:

- Kalorien: 292 kcal
- Protein: 4 g
- Fett: 23 g
- Kohlenhydrate: 13 g

## Zutaten:

- 400 g Karotten
- 400 g weißer Spargel
- 1,5 TL Salz
- 1 rote Zwiebel
- 20 g frischer Ingwer
- 1 Chilischote
- 1 kleine Knoblauchzehe
- 20 ml Öl
- Etwas scharfes Currypulver
- Etwas Zucker
- 150 ml Gemüsebrühe
- 1 Dose Kokosmilch
- 2 TL Limettensaft
- 10 Stängel Koriander

## Zubereitung:

1. Verteile zunächst die Möhren und den Spargel über den Dampfschlitzen in deinem Mixtopf. Gib ordentlich Salz darüber.
2. Gib nun die Zwiebeln, Chili, Ingwer und Knoblauch zudem in den Mixtopf und zerkleinere alles für 5 Sekunden auf der fünften Stufe.
3. Jetzt kommt noch das Öl dazu, das du für 4 Minuten auf Stufe 1 dünsten lässt.
4. Jetzt kannst du das Currypulver und den Zucker dazu geben und alles auf Stufe 1 für 1 Minute garen lassen.
5. Nun kommen Gemüsebrühe, Kokosmilch, sowie etwas Salz dazu. Alle Zutaten müssen noch einmal für 5 Minuten auf der ersten Stufe im Thermomix garen.
6. Dann gibst du die restliche Kokosmilch hinzu und garst alles noch einmal für 5 Minuten auf der ersten Stufe.
7. Jetzt mischst du das Gemüse mit der Sauce und füllst alles in vier Servierschalen.
8. Du kannst das Curry nun mit Koriander bestreuen und servieren.

## KARTOFFEL-KÜRBIS-EINTOPF

*Zubereitungszeit: 90 Minuten, Portionen: 4*

## Nährwerte pro Portion:
- Kalorien: 352 kcal
- Protein: 22 g
- Fett: 17 g
- Kohlenhydrate: 21 g

## Zutaten:
- 5 Stängel Petersilie
- 350 g Spitzkohl
- 1 Zwiebel
- 20 ml Olivenöl
- 350 g magerer Schweinenacken
- 2 TL Kümmelsamen
- ½ l Gemüsebrühe
- 1 Lorbeerblatt
- 5 Prisen Pfeffer
- 700 ml Wasser
- 350 g Kartoffeln
- 350 g Butternusskürbis

## Zubereitung:
1. Als Erstes gibst du die Petersilie in den Mixtopf. Zerkleinere sie für 6 Sekunden auf der fünften Stufe in deinem Thermomix. Danach füllst du die Petersilie in ein anderes Gefäß um und reinigst den Behälter.
2. Gib nun etwa die Hälfte vom Spitzkohl in den Mixtopf und zerkleinere ihn für 7 Sekunden auf der dritten Stufe. Fülle den Spitzkohl dann um.
3. Genauso verfährst du mit dem restlichen Spitzkohl, wobei du ihn auf Stufe 3,5 für 7 Sekunden zerkleinerst und ihn anschließend ebenfalls umfüllst.
4. Jetzt kannst du die Zwiebel in den Mixtopf geben. Zerkleinere sie für 5 Sekunden auf Stufe 5 und schiebe dann die Reste mit dem Spatel vorsichtig nach unten.
5. Nun gibst du das Öl dazu und lässt alles auf Stufe 1 bei 120 °C für 3 Minuten dünsten.
6. In der Zwischenzeit kannst du dich um das Fleisch kümmern. Wasche es ab und schneide es in kleine Streifen.

7. Das Fleisch und den Kümmel gibst du nun ebenfalls in den Mixtopf. Stelle den Thermomix auf die erste Stufe und lasse dort alles für 10 Minuten garen.
8. Jetzt kommen Wasser, Gemüsebrühe, das Lorbeerblatt sowie Salz und Pfeffer dazu. Der Thermomix muss auf die erste Stufe eingestellt werden und alle Zutaten sollten für 20 Minuten garen.
9. Währenddessen kannst du dich um die Kartoffeln und den Kürbis kümmern. Schäle und putze die Kartoffeln und zerteile sie in kleine Würfel. Lege sie anschließend in kaltes Wasser beiseite.
10. Nun musst du den Kürbis schälen und entkernen. Schneide ihn in kleine Würfel und stelle ihn abgedeckt beiseite.
11. Als Nächstes gibst du die vorbereiteten Kartoffeln zu den übrigen Zutaten in den Mixtopf und lässt alles für 10 Minuten auf Stufe 1 garen.
12. Danach verfährst du auf die gleiche Weise mit dem Kürbis. Achte darauf, dass der Thermomix auf Stufe 1 bei 100 °C eingestellt ist.
13. Jetzt kommt der Spitzkohl dazu und muss ebenfalls für 10 Minuten bei 100 °C auf der ersten Stufe garen.
14. Schmecke nun den Eintopf mit den Gewürzen ab.
15. Nimm den Spatel zur Hand und hebe die Petersilie vorsichtig unter.

# 16.4. Einfache Desserts aus dem Thermomix:

## GEBACKENE STACHELBEEREN

*Zubereitungszeit: 10 Minuten, Portionen: 4*

### Nährwerte für 1 Portion:
- Kalorien: 315 kcal
- Protein: 4 g
- Fett: 11 g
- Kohlenhydrate: 47 g

### Zutaten:
- 50 g Butter
- 50 g Rohrzucker
- 100 g Mehl
- Zimt
- 600 g Aprikosen
- 200 g Stachelbeeren
- 1 Vanilleschote

## Zubereitung:

1. Zuerst die Butter mit dem Zimt, dem Zucker und dem Mehl für 30 Sekunden bei Stufe 5 in den Mixtopf geben. Anschließend kaltstellen.
2. Jetzt kannst du die Aprikosen waschen, halbieren und vom Stein befreien. In Spalten schneiden. Auch die Stachelbeeren waschen und von ihrem Stiel befreien.
3. Mit einem Messer schlitzt du die Vanilleschote auf und kratzt das Mark heraus.
4. Die Früchte werden mit diesem Mark vermischt und in einer Auflaufform verteilt.
5. Nun musst du noch die Streusel darüber streuen und das Ganze für 25 Minuten bei 180 °C im vorgeheizten Ofen backen.

## GESUNDE ERDBEERTORTE

*Zubereitungszeit: 30 Minuten, Portionen: 4*

## Nährwerte für 1 Portion:
- Kalorien: 189 kcal
- Protein: 7 g
- Fett: 7 g
- Kohlenhydrate: 23 g

## Zutaten:

- 3 Eier
- Salz
- 90 g Zucker
- 60 g Mehl
- Etwas Backpulver
- 3 EL gemahlene Mandeln
- 1 Orange
- 750 g Erdbeeren
- 12 Blätter weiße Gelatine
- 650 ml Joghurt
- 1 Tüte Vanillezucker
- 20 g Amarettini
- 100 ml Schlagsahne
- 1 EL Johannisbeergelee
- 1 Tüte Tortenguss
- 125 ml Kirschsaft

## Zubereitung:

1. Zuerst musst du eine kleine Springform mit reichlich Backpapier auslegen. Das Ei wird getrennt und der Rühraufsatz wird in den Thermomix eingesetzt. Hinein kommen das Eiweiß und Salz. Auf Stufe 4 für eine Minute Schlagen. Anschließend den Topf spülen.

2. Jetzt kannst du das Eigelb mit 3 EL Wasser und dem Zucker in den Mixtopf geben und für 1 Minute auf Stufe 3 vermengen.

3. Als Nächstes gibst du das Mehl, die Mandeln und das Backpulver in den Thermomix. Auf Stufe 4 wird alles für 10 Sekunden zu einem Teig verarbeitet. Auf Stufe 2 dann noch für 10 Sekunden den Eischnee unterheben.

4. Nun gibst du den Teig in eine Springform und streichst ihn glatt. Bei 180 °C muss er schließlich für eine halbe Stunde im vorgeheizten Ofen backen.

5. Dieser Biskuitteig muss nun aus der Form gelöst werden und abkühlen. Die Orange währenddessen abwaschen und 2 TL Schale reiben. Du musst sie nun halbieren und die eine Hälfte auspressen.

6. Die Gelatine wird rund 6 Minuten in kaltem Wasser eingeweicht.

7. Wieder kommt der Rühraufsatz in den Thermomix und dann die Sahne. Diese muss für 50 Sekunden auf Stufe 3 steif geschlagen werden.

8. Du kannst die Erdbeeren jetzt waschen und putzen. Zur Dekoration wird ein Teil davon zur Seite gelegt.

9. Die anderen Beeren kommen für 10 Sekunden auf Stufe 4 in den Thermomix.

10. Joghurt, Vanillezucker, die Schale der Orange und der Orangensaft werden ebenfalls für 10 Sekunden auf Stufe 4 vermengt.

11. Nun gibst du noch etwa 2 EL der Creme in den Topf und erwärmst diese für 7 Minuten bei 80 °C auf Stufe 2. Nach rund 30 Sekunden kannst du Schritt für Schritt die Gelatine hinzufügen. Danach wieder 2 EL der Creme.

12. Anschließend können auch der Rest der Creme, die Erdbeeren und der Amarettini dazu. Alles nochmal für 10 Sekunden auf Stufe 4 vermischen.

13. Jetzt noch die geschlagene Sahne sanft unter die Creme heben.

14. Du musst das Johannisbeergelee kurz in der Mikrowelle erwärmen und damit dann den Biskuitboden bestreichen. Dann den Ring darum und schließen.

15. Die Masse aus Erdbeeren und Joghurt auf den Teig geben und glattstreichen. Sie muss mindestens 3 Stunden im Kühlschrank auskühlen.
16. Zum Schluss musst du noch den Tortenguss nach Anleitung und mit dem Kirschsaft herstellen. Die Torte noch mit den restlichen Erdbeeren und dem Guss garnieren.

Leckere Rezepte für leichte Desserts, Smoothies und gesunde Snacks findest du im Bonus-Rezeptheft zu diesem E-Book.

# 17. Eine Schritt-für-Schritt-Anleitung

Nun weißt du, worauf es beim Intervallfasten ankommt und du hast leckere Rezepte erhalten, die du in deinen Speiseplan integrieren kannst. Jetzt geht es noch darum, dir zu zeigen, wie dir die Umstellung der Ernährung gelingt. Im Folgenden sollen ein paar Beispiele aufgezeigt werden, wie du die eine oder andere Fastenmethode mit einem Tagesplan umsetzen kannst. Dabei kommt es natürlich darauf an, wie dein Alltag aussieht.

Wenn du zum Beispiel Mutter bist und zugleich auch einem bezahlten Job nachgehst, bedarf das Intervallfasten schon etwas mehr Planung, um sich in den normalen Tagesablauf integrieren zu lassen. Aber keine Sorge, wie du gesehen hast, gibt es verschiedene Methoden und das Intervallfasten bietet einiges an Flexibilität, was die Umsetzung betrifft.

Zum Beispiel kannst du bei vielen Varianten wählen, wann die Zeiträume stattfinden, an denen du fastest. Wenn du nicht nur für dich allein, sondern eine ganze Familie kochst, gibt dir das etwas Spielraum, um auszuprobieren, welcher Rhythmus am besten in deinen Tag passt. Je unkomplizierter du das Fasten in deinen Alltag integrieren kannst, umso wahrscheinlicher ist, dass du längerfristig dabei bleibst und Erfolg hast. Wenn du zum Beispiel nicht extra für dich kochen musst, sondern deine Mahlzeiten mit denen für die ganze Familie unter einen Hut bringst, ist das Fasten vielleicht bald gar keine so große Sache, wie anfangs gedacht. Und du kannst trotzdem die gemeinsame Zeit beim Essen mit deiner Familie genießen.

Hinzu kommt, dass die Wahl der Zeiträume des Fastens auch nach den persönlichen Bedürfnissen und Vorlieben gestaltet werden kann. Für manche ist es zum Beispiel eine große Herausforderung, oder gar unmöglich, auf das Frühstück zu verzichten. Sie können dann vormittags nicht produktiv arbeiten. Andere wiederum brauchen abends etwas zu essen, wenn sie spät von der Arbeit nach Hause kommen.

Die folgenden Tagesabläufe zeigen, wie Fastenzeiträume verschiedenen Bedürfnissen entsprechend geplant werden können.

# Ein typisches Beispiel für die 16/8-Methode – Variante 1

Diese Methode des intermittierenden Fasten ist durchaus beliebt. Sie wurde sogar schon von prominenten Persönlichkeiten erfolgreich ausprobiert und lässt sich flexibel in deinen Alltag integrieren. Hier siehst du ein Beispiel, wie dein Tag nach dieser Fastenmethode ablaufen könnte, wenn du leichter auf das Frühstück verzichten kannst und für gewöhnlich nicht allzu früh aufstehst musst:

Wann immer du morgens aufstehst, nimmst du danach kein Frühstück ein, versorgst stattdessen deinen Körper aber mit ausreichend Flüssigkeit. Erlaubt sind Wasser oder/und ungesüßter Tee. Wenn du ohne Kaffee morgens gar nicht in die Gänge kommst, kannst du auch Kaffee trinken, allerdings nur schwarz.

Gegen 13:00 Uhr kannst du die erste Mahlzeit des Tages einplanen. Hierbei ist es lediglich wichtig, dass du auf die Stimme deines Körpers hörst. Iss, was dir gut tut und was dich satt macht. Achte jedoch dabei darauf, dass du dich für gesunde Zutaten entscheidest und eine ausgewogene Mahlzeit kreierst.

Gegen 21:00 Uhr nimmst du an diesem typischen 16/8-Tag die letzte Mahlzeit zu dir. Auch hier solltest du wieder auf deinen Körper hören und essen, was dir schmeckt und dich satt macht. Du kennst deine Bedürfnisse schließlich am besten. Ab 21:00 Uhr sollte dann die 16-stündige Fastenphase beginnen, in der du wiederum nur Wasser und/oder ungesüßten Tee zu dir nimmst.

Die hier angegebenen Uhrzeiten sind lediglich Empfehlungen. Wenn du bereits um 12:00 Uhr Hunger auf die erste Mahlzeit des Tages hast, dann kannst du natürlich auch schon dann essen und abends das letzte Mal um 20:00 Uhr. Teile dir dein Fasten-Fenster so ein, wie es dir am besten in deinen Tag passt. Nur so kannst du auch tatsächlich herausfinden, ob die 16/8-Methode die richtige für dich ist.

Bist du zum Beispiel eine Mutter von schulpflichtigen Kindern, dann beginnt dein Tag wahrscheinlich schon früher und hinzu kommt, dass du das Frühstück für deine Familie zubereitest. Das folgende Beispiel eignet sich für dich vielleicht besser:

# Ein Beispiel für die 16/8-Methode – Variante 2

Wenn du Mutter bist, kennst du deine morgendliche Routine selbst am besten. Bist du es gewohnt, für deine Familie das Frühstück zu machen, dann lässt sich das wahrscheinlich auch nicht so leicht vermeiden. Vielleicht kann dich dein Partner dabei unterstützen und das für dich übernehmen. Ansonsten richte das Frühstück wie gewohnt für deine Familie, aber anstatt selbst zu frühstücken, hebe dir einen Teil für später auf. Dies erfordert schon etwas an Disziplin, aber vielleicht gelingt es dir, einen vorübergehenden Ersatz – eine wohltuende Tasse Tee oder einen schwarzen Kaffee – zu finden. Oder du hast im morgendlichen Trubel ohnehin nicht viel Zeit, um lange über Essen nachzudenken.

Um 10 Uhr gönnst du dir die erste kleine Mahlzeit des Tages. Du hast sie schon morgens zubereitet und kannst dich einfach hinsetzen und genießen.

Wenn deine Kinder dann später von der Schule nach Hause kommen, kannst du mit ihnen gemeinsam zu Mittag essen.

Die letzte Mahlzeit des Tages nimmst du um 18:00 Uhr ein. Sind deine Kinder noch jünger, ist das vielleicht ohnehin ein guter Zeitpunkt, für das gemeinsame Abendessen. Danach beginnt wieder die Fastenphase bis 10:00 Uhr morgens am nächsten Tag. Vergiss dabei trotzdem nicht, ausreichend zu trinken.

# Ein typisches Beispiel für die 5:2-Methode

So sieht ein Beispiel für einen typischen Wochenplan aus.

Am Montag könntest du einen ganz normalen Tag einlegen. Faste nicht und zähle auch keine Kalorien. Achte wirklich darauf, dass du dich gesund und ausgewogen ernährst.

Am Dienstag kannst du dann den ersten Fastentag einlegen. Du solltest deine Nahrungsaufnahme dabei auf ein Minimum reduzieren. Nimm nicht mehr als 500-600 Kalorien zu dir. Wie du diese Menge in gesunden Rezepten erreichen kannst, hast du im vorherigen Kapitel erfahren.

Am Mittwoch und am Donnerstag solltest du dich dann wieder vollkommen normal ernähren. Iss, worauf du Hunger hast und was dir schmeckt. Bereite dir köstliche Mahlzeiten aus gesunden Zutaten zu.

Pünktlich zum Wochenende, am Freitag, wird es dann wieder Zeit für einen Fastentag. Auch am zweiten Fastentag der Woche solltest du ausreichend trinken und nicht mehr als 500-600 Kalorien mit der Nahrung zu dir nehmen.

Das Wochenende bleibt dann den Gaumenfreuden vorbehalten. Das soll heißen, am Samstag und am Sonntag kannst du wieder ganz normal essen.

Auch dieses Muster ist lediglich eine Empfehlung. Wenn du anderweitig arbeitest oder es nicht zu deinem Lebensstil passt, kannst du die Fastentage auch an anderer Stelle einlegen.

Dies sind nur drei Beispiele, wie du die Intervalle beim Fasten auf deine persönlichen Bedürfnisse anpassen kannst. Wirf doch mal einen Blick ins Internet. Dort findest du noch viele weitere Ernährungspläne und Variationsmöglichkeiten. Die Gestaltung der Intervalle ist flexibel und liegt in deiner Hand. Wichtig ist lediglich, dass du versuchst, dich an die vorgegebenen Intervalle zu halten und darauf achtest, dass du zu den richtigen Lebensmitteln greifst.

Egal für welche Variante du dich entscheidest, versuche dich Schritt für Schritt an einen Plan heranzutasten, der sich für dich so natürlich wie möglich anfühlt. Und hole dir dabei gerne auch Unterstützung von deiner Familie, Freunden oder Gleichgesinnten. Besprich mit deinem Partner, warum dir diese Ernährungsweise wichtig ist und warum auch die ganze Familie davon profitieren kann. Zum Beispiel, indem ihr mehr Wert auf gesündere Mahlzeiten legt und diese dafür umso bewusster miteinander genießt.

Oder tausche dich mit Freundinnen aus, die auch das Interallfasten ausprobieren möchten. Ihr könnt von euren Erfahrungen erzählen, euch gegenseitig motivieren und auch Tipps für die Umsetzung und das Dranbleiben geben.

Viel Erfolg beim Abnehmen und gesunden Ernähren!

# 18. Intervallfasten: ein Fazit

Auf den vorangegangenen Seiten hast du nun viele Informationen erhalten, die du erst einmal verarbeiten musst. Als Hilfestellung bekommst du hierfür ein kurzes Resümee mit auf den Weg.

Du weißt jetzt, dass das intermittierende Fasten zwar ein neuer Ernährungstrend ist, aber bereits auf eine lange Geschichte zurückblicken kann. Im Gegensatz zur gängigen Meinung ist das Kurzzeitfasten keine reine Diät im herkömmlichen Sinne. Das intermittierende Fasten ist zwar eine gute Möglichkeit, um auch in sehr kurzer Zeit die Pfunde purzeln zu lassen, damit ist es jedoch noch nicht getan. Vielmehr handelt es sich dabei um ein ganzheitliches Konzept, welches dein ganzes Leben auf den Kopf stellen kann.

Fühltest du dich bislang dem Stress der heutigen Gesellschaft ausgesetzt, dann weißt du jetzt, dass es auch anders geht.

Auch muss eine Diät nicht immer mit dem Jo-Jo-Effekt enden. Die Methoden, die das Intervallfasten für dich bereithält, können dir bei richtiger Anwendung helfen, dem vorzubeugen.

Natürlich brauchst du wie bei jeder anderen Diät auch einen festen Willen, Motivation, Disziplin und Durchhaltevermögen.

Intervallfasten hört sich für viele Menschen einfach an. Man muss zwar verzichten, aber nicht auf die Speisen, die man gerne mag. Es klingt zwar einfach, ist es bei weitem aber nicht immer.

Auch das Intervallfasten sorgt für starke Veränderungen im Körper. Deshalb musst du dich bei der einen oder anderen Methode zunächst daran gewöhnen.

Entschließt du dich dazu, intermittierend zu fasten, solltest du dir weder zu hohe Ziele stecken, noch es zu schnell angehen. Vielleicht ist das Intervallfasten ja gar nichts für dich.

Finde heraus, ob es für dich möglich ist, diszipliniert für einen festen Zeitraum auf Nahrung zu verzichten. Du solltest die verfügbaren, für dich infrage kommenden Intervallfasten-Methoden testen, bevor du dich für eine entscheidest.

Falls es dir nicht nur um das Abnehmen geht, sondern auch um das Lindern verschiedener Symptome einer Erkrankung, dann kann dir das Intervallfasten unter Umständen auch weiterhelfen. Entsprechende Studien wurden dir in diesem Ratgeber vorgestellt, du kannst diese aber auch im Internet nachlesen.

Du solltest also nicht nur aus persönlicher Sicht herausfinden, ob das intermittierende Fasten das richtige Abnehmmodell für dich ist. Auch die medizinische Abklärung kann notwendig sein.

Besitzt du Durchhaltevermögen und Disziplin, dann kannst du das Intervallfasten auch bis zum Ende durchziehen. Danach solltest du es aber nicht gleich in Vergessenheit geraten lassen. Ruf dir noch einmal ins Gedächtnis, dass es sich um einen ganzheitlichen Ansatz handelt, der dazu beitragen kann, dass du deine Gewohnheiten verbesserst.

Entscheidend an der Lebensform Intervallfasten ist doch, dass du wieder ein positives Gefühl zum Essen, zu dir und zu deinem Körper bekommst. Du wirst merken, dass es sich in vielerlei Hinsicht lohnen wird, bewusst und verantwortungsvoll mit Lebensmitteln umzugehen. Du tust dabei nicht nur etwas für dich, sondern auch für die Erde, auf der wir alle leben.

Jetzt weißt du ziemlich viel über Intervallfasten. Du hast aber auch gelernt, wie du die beliebte Küchenmaschine Thermomix gezielt einsetzen kannst. Es lassen sich zahlreiche Gerichte zubereiten, egal, ob du abnehmen möchtest oder nicht. Einige entsprechende Rezepte, die du im Thermomix zubereiten kannst und prima an den Fastentagen genießen darfst, wurden dir in diesem Buch an die Hand gegeben.

Hoffentlich hast du nun einen tiefen Einblick in diese interessante Thematik gefunden. Selbst wenn du augenblicklich mit deinem Körpergewicht zufrieden bist, denn eine gesunde Ernährungsweise ist nicht nur bei Übergewicht von Vorteil.

Was du zu guter Letzt noch mitnehmen kannst:

Das intermittierende Fasten ist wohl die einzige Diätform, bei welcher du freiwillig Verzicht übst.

Lass dich davon motivieren und nimm dein Wohlbefinden in die Hand!

# 19. Dein Bonus E-Book

As Käufer dieses Buches erhältst du kostenlos ein weiteres E-Book mit Rezepten.

Das Bonusheft enthält köstliche Desserts und vitaminreiche Smoothies und Snacks, die sich besonders als Zwischenmahlzeiten eignen.

Wie kannst du an das Bonusheft kommen?

Einfach folgendes im Browserfenster eingeben:

**Intervallfasten.anjafinke.com**

So wirst du direkt auf die Downloadseite zum Bonusheft geleitet!

9 781647 802363